SOCIÉTÉ MÉDICALE

DES

BUREAUX DE BIENFAISANCE

DE PARIS

1852 - 1902

Célébration du Cinquantenaire

Compte rendu de la Séance solennelle
et du Banquet
du 11 janvier 1903

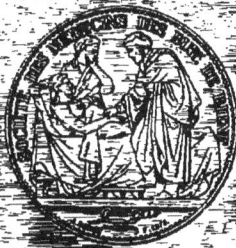

PARIS

Siège de la Société : 3, avenue Victoria

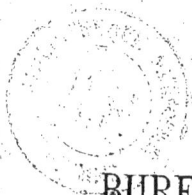

SOCIÉTÉ MÉDICALE

DES

BUREAUX DE BIENFAISANCE

DE PARIS

19480

SOCIÉTÉ MÉDICALE

DES

BUREAUX DE BIENFAISANCE

DE PARIS

—

1852 - 1902

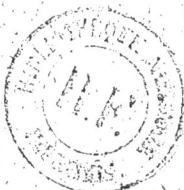

Célébration du Cinquantenaire

Compte rendu de la Séance solennelle
et du Banquet
du 11 janvier 1903

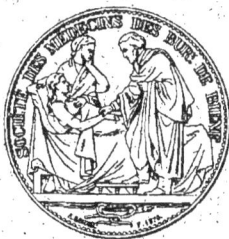

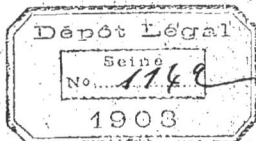

PARIS

Siège de la Société : 3, avenue Victoria

SOCIÉTÉ MÉDICALE

DES

BUREAUX DE BIENFAISANCE

Président d'honneur : M. Gustave MESUREUR, Directeur de l'Assistance publique.

Bureau de la Société pour 1903.

Président . . . . MM. Gustave WEIL.
Vice-Présidents . . . . , TOURNIER et BERNARD (G.)
Secrétaire général . . . BILLON.
Trésorier . . . ., KINZELBACH.
Archiviste . . . . YVON.
Secrétaires des séances CHAUMONT et DAUPHIN.
Conseil de famille. . . BARBILLION, MALBEC, J. NOIR.

Représentant au Conseil de surveillance de l'Assistance publique
M. ROTILLON.

Président honoraire : M. COMMENGE, O. ✻.
Secrétaires généraux honoraires : MM. PASSANT ✻, GIBERT ✻, LE COIN.
Archiviste honoraire : M. MACHELARD, ✻.

Membres fondateurs.

Arrond.		Arrond.	
Vᵉ	Beaugrand.	XIIᵉ	Dewulf.
XIᵉ	Belin.	VIᵉ	Dreyfus.
XIᵉ	Bell.	IIᵉ	Dufour.
VIᵉ	Berthelot.	IVᵉ	Fenaille.
IVᵉ	Bonvallet.	IVᵉ	Fontés.
Vᵉ	Bossion.	VIᵉ	Gendron.
IVᵉ	Brunet.	Iᵉʳ	Gimelle.
IVᵉ	Caron.	IIᵉ	Goupil.
VIᵉ	Collomb.	Vᵉ	Grammaire.
Iᵉʳ	Colon.	VIIIᵉ	Hutan.
IIᵉ	Coqueret.	IIIᵉ	Janin.
Xᵉ	Coursserant.	IIIᵉ	Jouanneau.
XIᵉ	Dequevauvillers.	Vᵉ	Labarraque.
Iᵉʳ	Deschamps.	XIᵉ	Lemaire.
Iᵉʳ	Despaulx-Ader.	Iᵉʳ	Ley.

XIe Machelard.
Ve Manget.
Ier Mézières.
Ier Moret.
Ier Nicolas.
IVe Payen.
Ve Pégot-Ogier.
Xe Peschier.
XIe Piet.

Ve Renaut.
IXe Ricard de Morgny.
VIe Rollet.
IVe Roujon.
IVe Roy.
Ve Thibault.
VIe Tourly.
XIe Videcoq.

Nota. — En 1860 a été créée la nouvelle division administrative en vingt arrondissements. Les chiffres ci-dessus, antérieurs à 1860, ne correspondent donc pas aux arrondissements actuels. Tous ces noms se retrouvent dans la première partie de la liste des anciens médecins des Bureaux de bienfaisance.

Présidents de la Société depuis sa fondation.

1853 Payen.
1854 Nicolas.
1855 Dufour.
1856 Janin.
1857 Labarraque.
1858 Collomb.
1859 Perrin.
1860 Dequevauvillers.
1861 Rougon.
1862 Colon.
1863 Pellarin.
1864 Girault.
1865 Perrin.
1866 Hutan.
1867 Magnin.
1868 Magnin.
1869 Passant.
1870 Pellarin.
1871 Ghaillery.
1872 Donadieu.
1873 Lanquetin.
1874 Bonvallet.
1875 Gibert.
1876 Labarraque.
1877 Domerc.
1878 Baudoin.

1879 Fontès.
1880 Commenge.
1881 Dal'Piaz.
1882 D'Echérac.
1883 Le Coin.
1884 Paul Richard.
1885 Barbette.
1886 Gibert.
1887 Lecoconnier.
1888 Fèvre.
1889 Tolédano.
1890 Garnier.
1891 Le Coin.
1892 Billon.
1893 Yvon.
1894 Rotillon.
1895 Dusseaud.
1896 De Pradel.
1897 Séailles.
1898 Gourichon (L.).
1899 Dufournier.
1900 Barbillion.
1901 Malbec.
1902 Noir (J.).
1903 Weil (G.).

Secrétaires généraux de la Société depuis sa fondation.

Fontès, de 1852 à 1855.
Thibault, de 1855 à 1869.
Passant, de 1870 à 1886.

Gibert, de 1887 à 1893.
Le Coin, de 1893 à 1898.
Billon, de 1898.

SÉANCE SOLENNELLE

La Société médicale des Bureaux de bienfaisance de Paris a fêté, le dimanche 11 janvier 1903 le cinquantenaire de sa fondation, dans le grand Amphithéâtre de l'Assistance publique, 3, avenue Victoria.

A trois heures, M. Chaumié, ministre de l'Instruction publique et des Beaux-Arts, ouvrait la séance, assisté de M. le Préfet de la Seine, de M. Ambroise Rendu, représentant le président du Conseil Municipal de Paris. Prennent place au bureau : M. Mesureur, directeur de l'Assistance publique, M. Debove, doyen de la Faculté de Médecine, M. Gustave Weil, président de la Société, M. Billon, secrétaire général, M. Rotillon, représentant des médecins du service à domicile au Conseil de surveillance, M. Kinzelbach, trésorier de la Société et M. Yvon, archiviste, M. Philippeau, président du syndicat des médecins de la Seine, M. Séailles, ancien président de la société, vice-président du syndicat des médecins de la Seine.

Parmi les personnalités présentes, nous reconnaissons MM. Paul Strauss, sénateur de la Seine, Faisans, médecin des hôpitaux, membre du Conseil de surveillance, Maygrier, accoucheur des hôpitaux, Guadet, membre du Conseil de surveillance, Bonnet, maire du Xe arrondissement, Hamel, adjoint du IVe arrondissement, Bompard, ancien député, des représentants de presque toutes les municipalités de Paris, des sociétés médicales d'arrondissement, des sociétés savantes, des médecins de l'état civil, M. André Mesureur, chef de cabinet du Directeur de l'Assistance publique, MM. Lejars, Rousseau, chefs de division de l'Assistance publique, M. Jaboin, secrétaire général de l'Association des docteurs en pharmacie de Paris, MM. Machelard, Commenge, Gibert, Barbillion, L. Gourichon, Garnier, Malbec, Dufournier, Tolédano, de Pradel, anciens présidents de la Société, etc., etc., les secrétaires-trésoriers des bureaux de bienfaisance et beaucoup de dames que nous remercions sincèrement d'avoir bien voulu rehausser par le charme de leur présence notre cérémonie.

S'étaient excusés :

M. le Président du Conseil municipal, représenté par M. Rendu; M. le Président du Conseil général; M. le Préfet de police; M. Thilloy, secrétaire général de l'Assistance publique; M. le Maire de Lyon; M. le Maire de Bordeaux; M. Jules Auffray, député de la Seine; M. Chassaigne-Goyon, conseiller municipal de

Paris ; M. Monod, directeur de l'Assistance et de l'Hygiène publique au Ministère de l'Intérieur ; M. Brueyre, président de la Société internationale pour l'étude des questions d'Assistance ; M. Brouardel, Doyen honoraire de la faculté de médecine ; M. le Maire du VIIIe arrondissement ; le Président et le Secrétaire général de la Société médicale du XVIe arrondissement, représentés par M. Dufournier ; M. Lalande, de l'Assistance publique ; M. Gessard, secrétaire-trésorier du XVIe arrondissement.

MM. les docteurs Boyer, ancien président de la Société des médecins des Bureaux de bienfaisance de Lyon ; Perrin, ancien Président de la Société ; Meugy, adjoint au maire de Rethel ; Paul Gallot, de Menton ; Nicolas, de la Bourboule ; Pasteau ; Thébault ; Picard ; Duvernet ; Naury ; Chevallereau ; Viancin ; Thorel ; Carpentier-Méricourt, etc.

M. GUSTAVE WEIL, Président de la Société, a prononcé le discours suivant :

Discours de M. G. Weil, président de la Société

MONSIEUR LE MINISTRE,

La Société médicale des bureaux de bienfaisance de Paris vous remercie de l'honneur que vous lui faites en présidant son Cinquantenaire. Elle est reconnaissante aux hautes personnalités qui représentent ici l'Administration et la Science, et à tous ceux, Mesdames et Messieurs, qui ont bien voulu répondre à notre appel, en se joignant à M. le Ministre de l'Instruction Publique, dont la présence ici nous consacre officiellement. Cette marque de haute bienveillance que le Gouvernement de la République nous témoigne, nous est d'autant plus précieuse, qu'elle nous est apportée par le Grand Maître de l'Université, à laquelle est attaché par bien des liens notre groupement de médecins parisiens.

L'Université a sagement à cœur de répandre largement dans ses écoles les principes d'une hygiène efficace pour combattre les maladies et les vices sociaux. Dans cet ordre d'idées, nous sommes ses collaborateurs de tous les jours. Dans des conversations qui constituent de vraies leçons particulières, nous nous efforçons d'infuser à nos malades indigents des principes d'hygiène. Cet enseignement très efficace est doublé dans quelques arrondissements de conférences publiques faites par les médecins des bureaux de bienfaisance aux indigents dans les mairies, où on a provoqué leur réunion par des distributions de bons de secours. Nous luttons ainsi contre de grandes calamités.

Des constatations que nous faisons journellement, dans nos milieux indigents, nous tirons des enseignements que les discussions de notre Société élucident et utilisent. Hélas ! mieux que personne, nous connaissons les ravages physiques et moraux de l'alcoolisme, et nous touchons trop souvent du doigt la propagation de la tuberculose.

Si nous nous occupons des grands problèmes sociaux, ce n'est pas que nous abandonnions les leçons de la clinique pure. Le bulletin de notre Société est émaillé de travaux nombreux, qui révèlent chez leurs auteurs des médecins expérimentés, des chirurgiens habiles, des ophtalmologistes, etc.

L'éminent Doyen de notre Faculté M. le Professeur Debove, dont nous saluons la présence ici avec reconnaissance, pourra y voir que l'enseignement de l'École a porté ses fruits. Notre vaste champ de pratique est d'ailleurs un terrain d'observation bien fertile.

Nous abordons aussi dans nos réunions les grandes questions d'assistance pure ; et nos études sur l'assistance à domicile dans les différents pays d'Europe, dont les documents ont été exposés en 1900 dans une vitrine du pavillon de la ville de Paris, révèlent notre souci de contribuer à l'amélioration matérielle et morale de notre intéressante clientèle des pauvres.

De ces améliorations, nous sommes en droit d'attendre la réalisation d'un esprit aussi élevé, aussi généreux que celui de M. le Directeur Général de l'Assistance Publique. M. Mesureur, qui comprend si bien notre rôle social, vient de donner un témoignage solennel de l'intérêt qu'il nous porte, par la part effective qu'il a prise à l'organisation de notre cinquantenaire. Nous lui en sommes profondément reconnaissants.

Le médecin de l'Assistance à Paris n'est plus le débutant sans clientèle en quête d'une petite situation pour vivre et se faire connaître ; c'est un médecin trié dans un concours, heureux de consacrer, malgré de nombreuses occupations, une partie de son temps à la science et à la solidarité sociale. Et pour cette peine à laquelle nous nous donnons si volontiers, nous ne demandons qu'un peu de cette considération, que dans une démocratie on ne doit pas marchander au médecin des pauvres.

Espérons que l'avenir réparera le passé ; et que dans le nouveau cinquantenaire qui s'ouvre nous verrons entrer dans la période pratique les vœux et les études qui ont fait l'objet de nos travaux. Nous en avons pour garant la bonne volonté de tous, et en particulier de M. le préfet de la Seine, dont l'accueil bienveillant ne nous a jamais fait défaut.

Les bonnes dispositions à notre endroit du Conseil municipal et de son représentant à cette séance M. Ambroise Rendu, président de la 5e Commission, faciliteront notre tâche. C'est ainsi que nous avancerons avec le siècle nouveau vers notre idéal social dans la lutte contre la misère et la maladie qui a toujours été la base des travaux de notre Société. (Applaudissements.)

M. BILLON, secrétaire-général, a lu le rapport ci-dessous :

Rapport de M. Billon, secrétaire général

MONSIEUR LE MINISTRE,
MESDAMES, MESSIEURS,

« L'impossibilité de soigner le malade à domicile peut seule autoriser l'assistance à être fournie sous forme de service hospitalier. »

Tel est le principe qui a été voté à l'unanimité par le Congrès international d'Assistance de 1889, le premier de toutes ces réunions où de tous les points de l'Europe les personnages les plus considérables sont venus nous apporter leur concours pour le soulagement de l'humanité souffrante.

M. Henri Monod, dans ses instructions pour l'exécution de la loi sur l'assistance médicale gratuite, voulant codifier en quelque sorte ce principe, s'est exprimé en ces termes :

« Ce n'est qu'en cas de nécessité absolue qu'il faut soustraire le malade à son milieu naturel et dispenser la famille des soins qu'elle lui doit.

« Ce n'est qu'en cas de nécessité absolue qu'il faut l'exposer aux dangers résultant par la force des choses, et malgré toutes les précautions prises, de l'accumulation de maladies diverses dans un établissement.

« Ce n'est aussi qu'en cas de nécessité absolue qu'il est permis d'imposer aux contribuables les dépenses de l'hospitalisation, de beaucoup plus élevées que celles des soins donnés à domicile. »

Messieurs, nos vénérés prédécesseurs, nos aînés dans le service des bureaux de bienfaisance, seraient vraiment bien heureux, s'ils assistaient à la grande cérémonie de ce jour, de voir enfin leurs idées généreuses recevoir l'application qu'ils ont si longtemps désirée et demandée.

Si, en effet, nous parcourons les registres des délibérations anciennes, nous sommes véritablement émus des nobles et délicates pensées qui se dégagent de toutes les discussions.

L'intérêt bien entendu des indigents, tel est le but constant des efforts de nos anciens, et nous, qui venons plus tard dans la carrière, nous pouvons nous rendre cette justice que nous avons toujours cherché, dans notre désir d'améliorer sans cesse notre service, à remplir vis-à-vis des pauvres un devoir de solidarité sociale.

C'est pourquoi, dans la première moitié du XIXᵉ siècle, les médecins des bureaux de bienfaisance cherchèrent à se grouper pour tracer un véritable code médical des bureaux de bienfaisance, et attirer l'attention publique sur ce côté trop négligé de l'Assistance publique à Paris.

Mais avant de vous montrer les débuts de notre société, je vais me permettre de passer rapidement en revue certaines origines du service médical à domicile.

L'assistance à domicile, ou mieux les secours à domicile, car le mot secours comprend l'assistance matérielle aussi bien que l'assistance médicale, les secours à domicile donc, remontent, en France, à une époque très éloignée.

Le plus ancien document doit être, en effet, celui qui émane du Concile de Tours (567) et prescrit à chaque cité de nourrir ses pauvres suivant l'étendue de ses ressources, et oblige les prêtres et les autres habitants à contribuer à leur entretien, afin de les empêcher de se rendre dans les autres localités. C'est là l'application de ce principe très ancien que l'on trouve en effet dans les plus antiques monuments de la législation coutumière : « Chacun est responsable des siens pour une valeur équivalente à sa place. » N'est-ce pas là le moyen le meilleur d'arrêter l'émigration misérable?

Cependant les siècles s'écoulent sans que les villes, dont les autorités commencent à assurer les divers services publics, dirigent leur attention sur celui de l'assistance : « C'est, au dire de M. Fleury-Ravarin (l'Assistance communale en France, p. 185) dans la ville de Lille, que l'idée de distribuer à domicile des secours publics avait été appliquée pour la première fois. La mendicité ravageant cette région, les magistrats locaux signalèrent à Charles-Quint l'existence dans leur cité d'une administration privée qui recueillait les aumônes et réunissait dans une bourse commune les ressources de la charité. Ce procédé permettait à la fois de soulager les pauvres et de réprimer la paresse. L'empereur, frappé des résultats obtenus, autorisa les magistrats à désigner dans leur ville douze bourgeois, gens de bien, d'honneur, de moyenne et bonne renommée, chargés de recueillir et de distribuer les aumônes sous le nom de ministres généraux des pauvres.

Au XVIe siècle, cette idée gagne du terrain; en 1536, une première ordonnance vise la question d'assistance, et en 1544, une seconde, signée de François Ier, en créant le bureau général des pauvres à Paris, organise les secours à domicile. Le roi prescrit des quêtes, réclame des aumônes, ordonne aux prédicateurs d'engager leurs auditeurs à donner, et prescrit aux abbayes « priorez, chapitres et collèges qui, d'anciennes fondations, sont tenus faire aumosnes publiques », de fournir en argent la valeur de ces aumônes à la paroisse.

Charles IX, par l'ordonnance de Moulins, confirme cette législation, et toujours dans le but d'empêcher les pauvres d'émigrer, il ordonne aux villes, aux bourgs, aux villages même, de nourrir les malheureux qui y sont nés, mais l'ordonnance ajoute « ou qui y habitent », laissant ainsi la porte ouverte à cette espérance, trop souvent chimérique, de trouver plus de bonheur dans les lieux où on n'a pas encore vécu.

Et c'est ainsi, qu'étendant sans cesse leurs rameaux bienfaisants, vécurent les bureaux de charité jusqu'à la Révolution.

L'Assemblée constituante sécularisa l'administration des secours à domicile et en confia la surveillance à l'autorité civile.

La Constitution du 3 septembre 1791 inscrivit dans ses règles fondamentales la création et l'organisation d'un établissement général de secours publics.

L'Assemblée législative se borna à déclarer l'assistance du pauvre une dette nationale.

La Convention, dans son décret des 19-24 mars 1793, organisa vraiment un système d'assistance, mais il était irréalisable parce qu'il imposait au Trésor public la charge totale, et qu'il supprimait l'association si féconde de l'assistance publique et de la charité privée.

Le corps législatif revint à des idées plus justes : la loi du 7 frimaire an V institua les bureaux de bienfaisance et les chargea de la distribution des secours à domicile et de la direction des bureaux de charité.

Tel est, très rapidement exposé, l'historique de l'assistance jusqu'à nos jours.

C'est au commencement du xixe siècle que les bureaux de bienfaisance s'organisèrent réellement, que l'institution se dégagea avec un double caractère communal et civil, et que l'on concentra entre les mains de ces groupes toutes les fondations charitables qui existaient auparavant. Alors de nouveaux bureaux furent fondés, centralisant ainsi les dons et provoquant, par leur existence même, les gens charitables à verser leurs offrandes. Alors les lois et décrets se succèdent sans interruption (en 1821, 1835, 1852, 1867, 1873, 1879, 1884) sous tous les régimes gouvernementaux qui se sont suivis dans notre pays; tous tendant à mettre de l'unité dans les modes de répartir les secours après avoir reçu les dons; tous tendant aussi à provoquer les bonnes volontés et donnant aux préfets des libertés très étendues pour l'organisation des bureaux de bienfaisance.

Résumé historique de l'Assistance médicale a Paris

C'est dans les règlements des bureaux de charité des paroisses que nous apercevons les premières traces de l'assistance médicale à domicile; encore ces tentatives ne nous sont-elles révélées que par des phrases de cette sorte :

« Il y aura un médecin visiteur qui fixera le nombre des bouillons et contrôlera les remèdes fournis. » (Paroisse de Saint-Roch, 1717, page 21.)

« Il y aura un médecin et un chirurgien pour chaque quartier. Les médecins iront tous les matins à la maison des sœurs prendre les noms des pauvres malades. » (Paroisse de Saint-Germain-l'Auxerrois, 1737, page 42.)

« Les médecins seront docteurs de la Faculté de Paris et auront un jour sur deux pour les visites. La première visite aux pauvres malades devra être faite sans délai par le médecin. Il indiquera le nombre de portions à donner et les médicaments à fournir. » (Paroisse Saint-Eustache, 1723, page 17).

C'est ce qui a permis à M. Fleury-Ravarin (Rapport sur les secours à domicile à Paris) de dire : « Pendant toute la première moitié du siècle, le service à domicile demeura à l'état rudimentaire, et si, dans la deuxième moitié, des efforts extrêmement louables ont été faits pour l'organiser sur des bases sérieuses, tout esprit impartial est obligé de reconnaître qu'il présente encore bien des lacunes, bien des imperfections. Des juges moins indulgents diraient que tout est à refaire dans cette branche de l'Assistance publique ».

Pendant la moitié du XVIIIᵉ siècle, si le service médical existait, il n'était, en somme, qu'un service de complaisance de la part des médecins.

C'est en 1772, lors de l'incendie de l'Hôtel-Dieu, que les projets commencent à prendre corps ; un rapport sur ces projets parut en 1788 et les discussions se produisirent : d'après les uns, les soins devaient être donnés aux pauvres malades uniquement à domicile ; d'après les autres, dans l'hospice que créerait chaque paroisse.

L'Académie de médecine proclama que l'on devait encourager la création des hospices, et elle proposa de construire quatre hôpitaux pour remplacer l'Hôtel-Dieu.

En 1793 parut un décret concernant l'organisation des secours publics dans lequel on lit : « Il sera établi partout où besoin sera des officiers de santé pour les pauvres secourus à domicile, pour les enfants abandonnés, et pour les enfants inscrits sur les états des pauvres... Les accoucheurs et accoucheuses établis dans les villes et dont la capacité sera reconnue, seront chargés des accouchements des femmes inscrites sur les listes des pauvres. »

En 1793, le 28 juin, nouveau décret sur l'organisation des secours publics. On y lit : « Il sera établi près de chaque agence un officier de santé, chargé du soin de visiter à domicile gratuitement tous les individus secourus par la nation, d'après la liste qui lui sera remise annuellement par l'agence... L'officier de santé sera tenu de se transporter sur le premier avis qui lui sera donné par l'agence, chez le citoyen indigent qui aura besoin de secours... L'officier de santé sera nommé par l'agence des secours, à la pluralité des suffrages... Le traitement de chaque officier de santé est fixé à 500 livres.

Le 22 floréal an II paraît encore un décret où on lit dans le titre IV : «... Il sera établi dans chaque chef-lieu de district un officier de santé, et deux autres dans l'étendue de son territoire...

2

Le traitement de l'officier de santé du district sera fixé à 500 livres. Il sera attribué à chacun des deux autres une somme de 350 livres. Il sera délivré aux officiers de santé une liste nominative des individus portés sur le livre de bienfaisance. Il sera distribué par district huit boîtes des remèdes les plus usuels et les plus simples. »

Mais les temps étaient trop troublés pour que toutes ces prescriptions pussent être appliquées. C'est seulement par la loi du 7 frimaire au V, que les bureaux de bienfaisance s'organisèrent, mais tous les décrets qui précédaient furent du coup abrogés. C'était en somme la remise à une date future, de l'organisation du service médical à domicile.

Le premier document intéressant est celui du 17 frimaire an VII, circulaire du ministre de Neufchâteau, qui prescrit des mesures à mettre en usage dans les pharmacies des dépôts de mendicité.

Le 22 prairial an VII, nouvelle circulaire sur la distribution des eaux minérales aux indigents.

Un arrêté du 29 germinal an IX, réunit l'Administration générale des secours à domicile aux attributions du Conseil général des hospices. (Création du 17 janvier 1801.)

Du 6 frimaire an X (27 novembre 1801), un arrêté du Conseil général des hospices dit (art. 8) : « Quant aux malades dont l'état n'exige pas qu'ils soient traités dans les hôpitaux, il leur est remis par les officiers de santé du bureau de réception, un bulletin par lequel ils sont adressés au Comité de bienfaisance de l'arrondissement où ils ont élu domicile. »

Le 30 décembre 1801 paraît la circulaire de Chaptal où il est dit : « Organiser et multiplier les secours à domicile est donc le complément d'une charité bien entendue... Porter des consolations dans le sein des familles, y distribuer le secours de la bienfaisance, c'est la perfection de la charité publique. »

En 1803, nouvelle circulaire de Chaptal sur la pharmacie à l'usage des bureaux de bienfaisance.

Le règlement du 28 août 1816 dit : « Le secours à domicile doit avoir plus d'étendue dans le nouvel ordre de choses, l'un des buts qu'on se propose étant de retenir autant que possible les malades dans leur famille, tant pour leur propre avantage que pour diminuer les dépenses dans les hôpitaux... Les médecins s'empresseront sans doute de seconder les bureaux pour la visite des malades.

Nouvelle ordonnance en 1821 et en 1823 (8 février), mais la réforme de l'Assistance médicale à domicile n'aboutit pas.

De 1823 à 1830, le silence se fait.

Le 30 novembre 1830 un rapport paraît, dans lequel M. Étienne demande que l'on fournisse au pauvre... « des médicaments et des médecins s'il est malade. Ces secours, ces remèdes, le pauvre les recevra chez lui de préférence. »

A quoi l'Administration répond : « Le budget de l'Etat serait absorbé si on voulait mettre à la charge du Trésor public le secours nécessaire pour traiter avec dignité, dans son domicile, tout homme déclaré pauvre par les Comités de bienfaisance ou de charité. »

Tout allait assez mal lorsque l'arrêté du 24 septembre 1831 organisa le bureau de bienfaisance de Paris, où il est dit : « Les médecins et chirurgiens visitent les malades indigents qui les appellent ou qui leur sont indiqués par les administrateurs, les commissions et les dames de charité » (art. 26).

Le résultat, de 1831 à 1835, fut nul, ainsi que le constate M. Vée dans la séance du Conseil général des Hospices, le 6 mai 1835, par suite de l'hostilité des hospices, par suite de l'insuffisance des secours.

En 1836, l'état est le même, et M. Lefort, maire du Ier arrondissement, le constate dans son rapport. On donne du pain, des vêtements, et 0 fr. 0371 par jour. L'Administration répondit qu'elle « continuerait à faire équitablement à chacun sa part. » C'est-à-dire qu'elle laissa aller les choses.

De 1837 à 1841, malgré les rapports lamentables de MM. Leclerc, Dufilho, Battelle, on n'obtint rien.

C'est à partir de 1841 que les secours s'organisèrent, grâce à MM. Raynaud de Barbarin, Berthon, Lepelletier d'Aulnay, et surtout M. Vée. Alors les fonds augmentèrent, grâce à des subventions sérieuses, et l'on vit figurer au budget de 1847 une somme de 30.000 francs, pour rétribuer les services des médecins des bureaux de bienfaisance.

A partir de cette époque, sortant pour ainsi dire de la période d'incubation, après bien des essais et des tâtonnements, l'œuvre de l'Assistance à domicile est arrivée au point actuel, grâce à des lois, des décrets, des règlements successifs.

Au reste, bien que le service médical du bureau de bienfaisance ne fut pas indemnisé, des hommes pourvus de titres scientifiques élevés, tenaient cependant à honneur de l'assurer et il résulte de recherches que notre archiviste le Dr Yvon, a entreprises, à l'occasion de ce cinquantenaire, que des membres de l'Académie de médecine, de la Faculté de médecine, et des chirurgiens des hôpitaux ne dédaignaient pas de donner leurs soins aux pauvres à domicile.

ASSISTANCE MÉDICALE ACTUELLE A PARIS

Comment fonctionne le service médical à Paris, dans la ville la plus grande de la France, dans la cité où est centralisée l'Administration, où les dévouements sont les plus nombreux, mais aussi où le nombre des indigents, énorme depuis longtemps, augmente pour ainsi dire chaque jour depuis quelque temps, surtout depuis que les grands travaux de l'Exposition de 1900 ont amené dans notre capitale une foule d'ouvriers, qui n'ont peut-être pas le courage de regagner les provinces, pour y retrouver des salaires plus faibles, mais avec du travail assuré ?

Chaque Bureau de bienfaisance de Paris (un Bureau dans chaque arrondissement) est administré par une commission administrative dont les membres remplissent des fonctions gratuites. Un secrétaire-trésorier, assisté d'employés appartenant, comme lui, à l'Assistance publique, dirige le service administratif, sous l'autorité du Directeur de l'Assistance publique. Les administrateurs visitent les indigents, recueillent leurs demandes, et distribuent les secours par une commission dont ils font partie à tour de rôle, et qui siège tous les jours à la mairie.

Les médecins des Bureaux de bienfaisance, jusqu'en 1879, étaient nommés par le Préfet de la Seine, pour six ans, sur des listes triples de candidats présentés par les Bureaux de bienfaisance, et après avis du Directeur de l'Assistance publique.

En 1879, M. Hérold, préfet de la Seine, voulut faire appliquer la loi de 1849 (10 janvier) qui disait : « Les médecins et chirurgiens attachés au service des secours à domicile, sont nommés au concours ou par l'élection de leurs confrères. » Un arrêté du 15 février 1879 décida que les médecins seraient soumis à l'élection de leurs confrères de l'arrondissement.

Mais la Société médicale des Bureaux de bienfaisance, voulant rehausser la situation des médecins, en augmentant la considération dont ils jouissent, et l'autorité qui leur est nécessaire, avait, dès le commencement de l'année 1881, adopté le concours comme étant le mode de nomination qui présentait le plus de garantie pour les malades et pour les médecins. Sur la proposition de M. Georges Martin, ancien médecin des Bureaux de bienfaisance, qui fut ensuite sénateur de la Seine, le Conseil municipal de 1884, adopta le concours, comme mode de nomination des médecins.

Les médecins des Bureaux de bienfaisance sont donc nommés au concours depuis 1888 ; ils ne peuvent continuer leurs fonctions après l'âge de 65 ans, et ne peuvent pas être administrateurs.

Pour les vingt arrondissements, il y a au moins deux cents médecins. Chaque arrondissement est divisé en circonscriptions. A chaque circonscription sont attachés deux ou trois médecins.

Les consultations sont faites tous les jours, par des médecins chargés de ce service. Les visites à domicile sont faites par d'autres médecins. Quand le malade est convalescent, il retourne à la consultation et revient au médecin consultant.

Le malade inscrit au Bureau de bienfaisance a droit à la consultation, à la visite médicale, à la délivrance des médicaments.

Le nécessiteux non inscrit a droit à la consultation, au traitement à domicile, aux médicaments. C'est-à-dire qu'il a droit à la première visite : l'Administration juge et décide pour les autres.

A la première consultation, chaque malade est muni d'une fiche, remise par la mairie, et gardée par la maison de secours, qui porte l'état-civil, la consultation, les observations du médecin.

Si le traitement doit avoir lieu à domicile, on remet, à la mairie, au postulant, une lettre pour le médecin de la division, une feuille de diagnostic, destinée au visiteur, un carnet de maladie, sur lequel le médecin inscrit sa prescription, en se basant sur une liste de médicaments autorisés par la nomenclature qui lui a été remise, lorsqu'il a pris le service.

Des asiles de convalescence existent pour les hommes et les femmes, et les médecins y peuvent envoyer leurs malades.

Les médecins des Bureaux de bienfaisance doivent faire aussi, une fois par semaine, un service de vaccination.

Les accouchements sont faits par des sages-femmes nommées par le Préfet de la Seine, sur la présentation du Directeur de l'Assistance publique, assistées au besoin du médecin de circonscription.

Entendu ainsi, le service ne peut être que très pénible et, en effet, les chiffres sont là pour le démontrer. Pour une population de 2.511.629 habitants en 1899 (Bulletin de Statistique de la Ville de Paris de 1900), on trouve 132.315 personnes inscrites au traitement à domicile.

16.595 carnets ont été délivrés aux indigents ;
61.505 carnets ont été délivrés aux nécessiteux.

Donc, en tout, 78.100 carnets qui démontrent que plus de la moitié des individus inscrits ont recours au médecin. Sur ces 78.100, on trouve 59.405 malades dans leurs meubles, et 18.695 en garni, et, à eux seuls, les XIXᵉ et XXᵉ arrondissements comptent 18.579 carnets délivrés.

Ce chiffre de 78.100 malades se décompose ainsi :

Hommes 18.061
Femmes 27.601
Garçons (au-dessous de 14 ans) 16.515
Filles   —   — 15.923

A la première visite, 954 individus ont été jugés non malades, ou dans un état ne nécessitant pas une seconde visite ; par suite, 77.146 ont été maintenus en traitement.

C'est en 1879 et 1880, que les docteurs Commenge et Passant firent des démarches auprès du Conseil municipal pour faire augmenter l'indemnité accordée aux médecins, qui n'avait, pour ainsi dire, pas changé depuis 1860. Ces démarches furent couronnées de succès, et les indemnités accordées, s'élèvent à 1.200

francs pour les arrondissements du centre, et à 1.500 et 2.000 francs pour les arrondissements excentriques.

En élevant le chiffre des indemnités des médecins de l'Assistance à domicile, le Conseil municipal de 1880 a voulu donner à ce service difficile, un encouragement ; mais il n'est venu à l'esprit d'aucun des membres de cette assemblée, de croire que cette indemnité rémunérât les services rendus par les médecins.

Ce qui complique encore l'assistance médicale à domicile à Paris, c'est la dualité entre les consultations des maisons de secours et les consultations des hôpitaux, ce qui entraîne des retards et même des impossibilités pour les bons soins à donner, pour l'admission des malades connus des médecins à domicile, dans les hôpitaux de la ville.

C'est, qu'en effet, bien qu'à Paris les Bureaux de bienfaisance et les hôpitaux soient des services constitutifs d'une même administration, il y a entre ces deux sortes d'établissements, des points de dissemblance, quant aux modes de secours et au genre de direction.

Les hôpitaux sont disséminés dans la capitale ; il y a un Bureau de bienfaisance dans chaque arrondissement. Les hôpitaux ont à leur tête un Directeur salarié, les Bureaux de bienfaisance sont dirigés par des commissions administratives, dont les membres remplissent des fonctions gratuites.

D'autre part, les secours accordés par les Bureaux aux malades à domicile, sont encore bien peu importants, pour compenser les avantages offerts par les hôpitaux.

Dès lors, on est porté à hospitaliser beaucoup, ce qui amène un encombrement énorme dans les salles des hôpitaux, où l'on rencontre les chroniques, les phtisiques, etc. Comme ils sont dénués de toutes ressources, on est obligé de les garder à l'hôpital, jusqu'à ce que l'on puisse les placer dans un hospice. Le nombre des lits d'hospice étant insuffisant, ils restent parfois plusieurs mois à l'hôpital, au préjudice des finances de l'Assistance publique, le prix de journée à l'hôpital étant plus élevé que celui de l'hospice.

La loi de 1849 a bien réuni dans la main du Directeur de l'Assistance publique, tous les services hospitaliers et les secours à domicile, mais si le législateur a voulu que cela fût la pratique courante, l'existence des commissions administratives, ont rendu la loi difficilement applicable.

Dès que le service médical à domicile s'organisa, vers 1845 environ, les médecins songèrent à essayer d'établir des rapports plus intimes entre eux, de resserrer les liens de solidarité, aussi bien à l'avantage du corps médical, que dans l'intérêt des indigents.

J'emprunterai, Messieurs, au travail si intéressant de notre collègue et ami Barbillion, ancien président de cette Société, l'histoire des origines de la Société médicale des Bureaux de bienfaisance de Paris; qu'il veuille bien m'excuser de le citer, mais on ne saurait mieux écrire que lui.

On peut dire que c'est l'ancien IVe arrondissement (1) qui fut, à proprement parler, le berceau de notre Société.

C'est par une filiation directe qu'elle se rattache à la Société des Médecins de bienfaisance de cet arrondissement.

Cette Société, qui précéda de plus de vingt ans celle à laquelle nous avons l'honneur d'appartenir, avait été fondée sous l'administration d'un maire de l'arrondissement, médecin lui-même, qui en avait accepté la présidence honoraire. Cet heureux état de choses était bien fait pour favoriser la bonne entente entre les médecins et l'Administration. Il établissait un lien étroit de solidarité entre le personnel médical et la direction administrative du Bureau; il donnait aux vœux et aux réclamations de la Société, une autorité plus grande, Plusieurs fois, cette modeste Société fut efficacement consultée par l'Administration, sur différentes questions relatives au fonctionnement du service, et, il semble que sa voix ait été écoutée avec attention et intérêt.

Au mois de mars 1845, la Société médicale du IVe arrondissement, adressait donc à tous les confrères attachés aux bureaux de bienfaisance de Paris, une circulaire pour les engager à se constituer à son exemple en sociétés d'arrondissements. Le Dr Payen, alors président, s'exprimait ainsi : « Si chaque arrondissement possédait ainsi sa société médicale du bureau de bienfaisance, on pourrait alors s'occuper d'établir une réunion centrale, soit générale, soit par délégué, laquelle, embrassant la totalité des secours à domicile de Paris, on pourrait harmoniser le service, éclairer l'autorité sur un grand nombre de sujets, et tracer un véritable code médical des bureaux de bienfaisance. C'est alors que les médecins de bienfaisance pourraient utiliser leur fonction en étudiant, sur tous les points de la capitale et sous toutes leurs faces, une foule de questions très importantes de la statistique médicale des classes indigentes; et des travaux de ce genre, exécutés avec ensemble et sur une large échelle, montreraient enfin ce qu'on est en droit d'attendre d'hommes dévoués, instruits et laborieux, dont on peut dire que l'importance, sous ce rapport, n'est pas même soupçonnée de l'Administration. »

Cet appel à l'association, qui est bien un signe caractéristique de l'époque, fut généralement entendu, et les sociétés partielles ne tardèrent pas à se multiplier; mais il fallut plus de sept ans pour que cette première idée d'une société générale des médecins de bienfaisance prît un corps. Pendant ce temps, elle avait lentement germé dans les esprits, et vers le commencement de l'année 1851, elle était de ces choses dont on peut dire qu'« elles flottent dans l'air. »

1. Ier arrondissement actuel.

Le 8 avril 1851, les médecins du bureau de bienfaisance de l'ancien Vᵉ arrondissement (1), constitués en société, et suivant en cela l'exemple du Xᵉ arrondissement (2) qui avait précédemment pris l'initiative d'une mesure analogue, proposèrent à leurs collègues des autres sociétés partielles d'entrer en communication avec eux par l'intermédiaire de leurs présidents et secrétaires. C'était dans leur pensée un moyen d'établir des rapports plus intimes entre les médecins des bureaux et de resserrer les liens de solidarité aussi bien à l'avantage du corps médical que dans l'intérêt des indigents.

Grâce à l'énergique impulsion du Dʳ Payen dont le rôle important apparaît à chaque page des premiers dossiers de nos archives, les événements vont se précipiter.

Le 8 août 1851, la question portée devant la Société du IVᵉ arrondissement fait l'objet d'un long rapport, aussi remarquable dans le fond que dans la forme, du Dʳ Fontès, lequel étudiant les avantages qu'offrirait la Société nouvelle aux médecins, à l'Administration, et aux indigents, conclut à l'urgence de poursuivre le plus tôt possible la réalisation de ce projet.

Deux réunions préparatoires furent consacrées à cette étude. Nos archives, Messieurs, contiennent la plupart des pièces relatives aux démarches faites en vue d'arriver à organiser ces réunions : il semble que ce ne fût pas sans peine.

L'autorisation du préfet de police fut facilement obtenue, mais le préfet de la Seine, M. Berger, auprès duquel on avait sollicité la faveur de pouvoir se réunir dans la salle de la halle aux draps, répondit par un refus formel. La réunion fut sur le point d'avorter ; fort heureusement, grâce à la bienveillante obligeance du maire du IVᵉ arrondissement, M. Varin, les choses purent s'arranger au mieux. La mairie ouvrit ses portes hospitalières aux nombreux médecins des bureaux de bienfaisance qui avaient répondu à la convocation, et, le dimanche 7 mars 1852, à trois heures moins un quart, sous la présidence du Dʳ Payen, était ouverte la première réunion générale des médecins de bienfaisance. Quarante-sept membres, dont les archives nous ont conservé les noms, assistaient à la séance ; les douze arrondissements de Paris s'y trouvaient représentés ; le principe de la création d'une Société centrale des médecins de bienfaisance fut adopté, et une Commission fut nommée qui devait en élaborer les statuts ; la réunion prit fin, après que, sur la proposition du Dʳ Labarraque, des remerciements unanimes eussent été votés aux confrères du IVᵉ arrondissement pour les efforts qu'ils avaient faits en vue de la réussite de la Société projetée.

Les graves événements politiques qui marquèrent la fin de l'année 1852 eurent-ils une influence quelconque sur le plus ou

1. IIᵉ et Xᵉ arrondissements actuels.
2. Une partie du VIᵉ et le VIIᵉ arrondissement actuels.

moins de lenteur que mit le gouvernement à accorder cette autorisation ? Il est difficile de le dire ; le fait est que la décision ministérielle parut le 31 décembre 1852. Ce furent certainement de douces étrennes pour les hommes qui s'étaient employés avec tant de dévouement à faire triompher la cause des médecins de bienfaisance. Le 19 janvier 1853, le docteur Payen recevait du commissaire de police de la section du Louvre la notification officielle de la décision du ministre, et la Société des médecins des bureaux de bienfaisance de Paris, légalement constituée, était définitivement autorisée.

Le dimanche 13 février 1853, la Société nouvelle ouvrit sa première séance dans la salle des mariages de la mairie du IVe arrondissement. Par un juste retour, ceux qui avaient été à la peine étaient à l'honneur. Le docteur Payen, occupait le fauteuil présidentiel, ayant à ses côtés, comme secrétaire, son fidèle collaborateur, le docteur Fontès.

De cette réunion d'hommes qui ont fondé la Société médicale des bureaux de bienfaisance de Paris, deux seulement ont survécu, les deux doyens du corps médical parisien, MM. Machelard et Perrin, dont je veux saluer ici, devant vous, la vie entière consacrée au service des malheureux de la ville de Paris. M. Machelard, archiviste de la Société pendant 25 ans, qui ne cesse de s'intéresser à la prospérité de cette Société qu'il a vu naître et dont nous sommes heureux de contempler la verte vieillesse, en lui souhaitant encore de longs jours, et M. Perrin, le président de 1857 et de 1865.

Que d'hommes, Messieurs, je devrais vous citer maintenant : Payen, le premier président, Fontès, le premier secrétaire général, Thibaut, Passant, secrétaire général pendant 16 ans, qui, avec l'aide de la Société, créa le service médical de nuit, Commenge, notre président honoraire, qui s'occupa si longtemps et avec tant de zèle des intérêts de la Société, Gibert, que nous choisîmes d'un accord unanime pour être le premier représentant des médecins des Bureaux de bienfaisance au Conseil de surveillance, Le Coin, que la cruelle maladie retient seule éloigné de nous, et de cette Société qu'il aime tant.

Je ne veux parler ici que des aînés, dont je dois célébrer la mémoire : nous laissons à nos successeurs le soin d'apprécier ce que nous avons fait à notre tour, mais nous ne croyons pas avoir démérité : ne prendrais-je comme exemple que Rotillon, assis à mes côtés, lui aussi notre représentant au Conseil de surveillance, dont le caractère élevé, l'esprit ferme et judicieux ont su lui attirer l'estime et la considération de tous ses collègues au Conseil de surveillance et au Bureau de bienfaisance.

Il serait trop long, Messieurs, d'examiner ici tous les travaux si intéressants et si minutieusement étudiés qui, chaque année, ont attiré l'attention des membres de la Société médicale des Bureaux de bienfaisance ; mais je tiens cependant à vous parler

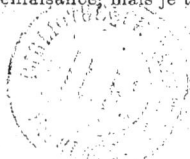

3

succinctement des grandes questions qui ont passionné nos aînés et nous passionnent encore.

En première ligne est la lutte contre la tuberculose. Bien avant que les pouvoirs publics s'inquiétassent des ravages exercés par cette maladie, la Société s'en était maintes fois occupée. Plusieurs de nos collègues, parmi lesquels je dois citer Séailles, Bimsenstein, Barbillion, etc., ont discuté devant nous et indiqué les conditions prophylactiques de cette lutte. Notre préoccupation est bien naturelle : les médecins des Bureaux de bienfaisance sont en rapports quotidiens avec les victimes de ce fléau, de ce mal de misère qui frappe surtout parmi les mal logés et les mal nourris. Nous avons obtenu qu'on désinfectât les logements des tuberculeux dans certains arrondissements; nous voudrions que cette mesure se généralisât et que l'on fît quelque chose pour leur alimentation. Puisque l'hôpital ne suffit pas à recevoir tous ces malheureux, il serait juste que l'Assistance publique les secourût efficacement à domicile.

Nous avons triomphé sur la question du recrutement par le concours. La Société a le droit de s'en féliciter, car c'est elle qui a combattu sans relâche pour écarter toute autre solution. Il est resté cependant quelque chose des anciens projets de recrutement, dans les conditions qui président à la réinvestiture. Nous l'avons dit et nous devons le maintenir; celle-ci devrait être un droit pour tout médecin qui, pendant ses trois années d'exercice, n'a pas été l'objet de peines disciplinaires.

La Société a également obtenu satisfaction en étant représentée au Conseil de surveillance par le confrère qu'elle désigne, comme les collègues des hôpitaux désignent leurs représentants. Elle réclamait avec instance cette représentation depuis 1870, mais elle ne lui a été accordée que depuis 5 ans seulement, après combien de démarches! Seuls, le savent, hélas! tous les présidents qui se sont succédé depuis trente ans.

Dois-je rappeler aussi que l'intérêt des malades traités à domicile exige qu'une parité aussi complète que possible soit établie entre eux et les malades hospitalisés. L'Administration, qui a pour les médecins des uns et des autres la même considération, devrait accorder aux malades des deux services, indistinctement, les mêmes moyens de recouvrer la santé. La parité n'existe même pas pour les médicaments, que sera-ce pour les aliments? et cependant, qui pourrait contester que le lait, par exemple, est indispensable dans beaucoup de maladies et surtout dans celles des enfants, que la suralimentation est une condition nécessaire de la guérison dans quelques-unes? Combien de fois n'est-il pas arrivé à chacun de nous de souffrir de l'ironie qu'il y a à prescrire au malade une nourriture saine et fortifiante, alors que tout indiquait autour de nous, dans l'affreux taudis, qu'on n'avait pas les moyens de se procurer cette nourriture?

En réalité, il n'y a, contre le traitement à domicile qu'une raison d'infériorité; c'est qu'il est un nouveau venu dans l'Assistance publique. L'hospitalisation a, pour elle, une longue histoire, l'avantage de beaux immeubles, qui sont la gloire des architectes, et la gloire posthume des donateurs. Tous, ici, nous nous félicitons des magnifiques progrès qui ont été réalisés, surtout depuis un demi-siècle, dans l'hospitalisation des malades; mais nous ne saurions méconnaître que l'assistance à domicile est l'assistance de l'avenir. Incomplète, et par conséquent inefficace aujourd'hui, elle se développera, et le temps n'est pas éloigné où elle devra pourvoir à toutes les misères accidentelles, résultant de la maladie et du dénûment, qui frappent ceux des membres du corps social, qui sont le plus nécessaires à sa vitalité.

Le traitement à domicile, est certainement le traitement naturel, puisqu'il laisse le malheureux dans sa famille, près de ses enfants, dans le voisinage de ses camarades, tandis qu'à l'hôpital, il perd souvent le goût du travail et le souci de son intérieur. La nature de l'affection, l'insalubrité de la demeure, l'absence de toute personne capable de garder le malade, sont les trois seules raisons qui pourraient nécessiter l'hospitalisation. Et, dès lors, l'hospitalisation ne sera plus que la ressource des déracinés et de certains cas spéciaux.

En attendant cet avenir, nous devons nous efforcer de vivre sur un pied de bon accord avec nos confrères plus favorisés, en obtenant, pour nous, les mêmes avantages professionnels, et pour nos assistés, les mêmes ressources.

J'ai peu de choses à dire du service médical de nuit, si apprécié de la population parisienne, qui a été créé, vous le savez, sur les instances d'un secrétaire général de la Société, M. Passant. On nous avait, un instant, accusés de vouloir accaparer ce service; en réalité, les membres de la Société qui y participent, sont peu nombreux. Et cela s'explique, les travaux absorbants de la journée ne nous permettent pas de renoncer au repos nocturne, même en faveur d'une œuvre de bien public, à laquelle notre appui sera toujours assuré.

Il me faut aussi vous entretenir d'un vœu que beaucoup d'entre nous ont souvent exprimé, à savoir que l'on créât des places de médecins suppléants des Bureaux de bienfaisance. Cette institution pourrait être essayée dans les arrondissements surchargés. Là, les médecins suppléants aideraient à rendre le service plus prompt, et ils auraient le grand avantage de former des élèves. Le concours est une garantie de la valeur technique des candidats, mais il ne certifie pas que les nouveaux titulaires ont les connaissances désirables, et ce n'est qu'après de longs mois d'exercice, qu'ils les acquièrent. Il vaudrait mieux qu'ils les possédassent dès leur entrée dans le service. Et quand je dis les connaissances pratiques, j'entends surtout les aptitudes spéciales que réclame la fonction de médecin de Bureau de bienfaisance.

Est-ce donc si difficile d'être médecin des Bureaux de bienfaisance à Paris, et faut-il être autre chose qu'un bon médecin ?

Messieurs, à notre banquet de 1901, le président de la Société, M. le Dr Barbillion, traçait en quelques lignes le portrait du médecin des Bureaux de bienfaisance.

« Je le conçois, disait-il, comme un brave, honnête et consciencieux praticien ; aussi éloigné, dans son attitude vis-à-vis de sa clientèle indigente, de la froideur et de l'indifférence que de la sensiblerie ou de la compassion larmoyante ; à égale distance de cette morgue hautaine, qui blesse et irrite, que de cette familiarité tutoyante, qui autorise les réciprocités, peu en rapport avec le caractère respectable de notre profession ; mais, avant tout, d'une rondeur franche et bienveillante, d'une urbanité un tantinet imposante, et d'un optimisme aussi large que possible. Soyons, pour les pauvres, le médecin « Tant Mieux », donnons-leur de l'espoir, le plus d'espoir possible. »

Je ne voudrais pas changer un mot à ce portrait idéal, mais je tiens à en expliquer quelques traits.

Pourquoi est-il nécessaire que le médecin des Bureaux de bienfaisance soit plus particulièrement brave, bienveillant et consciencieux ? Est-ce que les médecins des hôpitaux, par exemple, ne doivent pas posséder les mêmes qualités ?

Messieurs, lorsque nous entrons dans une maison de faubourg, grouillante à tous les étages, d'hommes, de femmes et d'enfants, notre visite n'a pas été préparée ; les précautions, je ne dirai pas d'antisepsie, mais de simple propreté, n'ont pas été prises ; nous trouvons, pour nous aider à monter l'escalier maculé, une rampe grasse et sale. Lorsque nous pénétrons dans le logement du malheureux qui nous a appelés, nous nous sentons incommodés par un air rare et vicié ; et, tout de suite, avec notre expérience professionnelle, nous avons l'impression que les microbes les plus malfaisants sont ici dans un milieu de prédilection. Nos confrères des hôpitaux trouveraient, avec raison, que le milieu est détestable. Il faut, néanmoins, entrer en contact avec le malade, l'examiner, l'ausculter, donner des conseils à l'entourage ; cela demande bien un quart d'heure de séjour, dans la compagnie des pires ennemis de l'organisme humain. Voilà pourquoi M. le Dr Barbillion disait que le médecin des Bureaux de bienfaisance doit être brave. Les plus vieux soldats ont figuré à peine dans une douzaine de batailles, nous, c'est quotidiennement, que nous soutenons un assaut.

Nous devons nous montrer, à l'égard des malades, d'une urbanité constante.

Ceci semble plus facile et, cependant, Messieurs, combien de fois sommes-nous accueillis par des propos aigres et injurieux, chez des malades que les souffrances et la misère ont rendus susceptibles, haineux, prompts à croire qu'on n'a aucun souci de leurs maux ? Les malades des hôpitaux sont dociles, respectueux, prêts à subir tous les remèdes. Le médecin, qui s'approche de leurs lits, escorté d'une jeunesse admirative, apparaît comme un Dieu sauveur. Au contraire, certains de nos malades ne suspectent pas que notre dévouement, ils doutent aussi de notre capacité. Certes, ce n'est pas là l'épreuve la moins redoutable. Il faut avoir le cœur haut placé, la raison droite pour ne pas être offensé de cette attitude injuste, et pour prodiguer aux insulteurs, comme aux reconnaissants, heureusement les plus nombreux, les mêmes soins éclairés et affectueux.

Je le demande, Messieurs, combien d'hommes sont astreints, tous les jours, à toute heure, dans l'exercice de leur profession, à des devoirs aussi rigoureux ?

Voilà ce qu'apprendraient les élèves qui se formeraient dans nos suppléances. Quelques-uns sans doute, trouveraient le chemin trop escarpé et difficile, mais ceux qui persisteraient, le feraient en connaissance de cause, et débuteraient avec un cœur déjà trempé.

J'espère, Messieurs, que cette revue rapide de l'histoire du service médical à domicile, de l'œuvre de notre Société et de ses aspirations légitimes, ce tableau des mérites du médecin des Bureaux de bienfaisance, ne sembleront superflus à personne. C'est l'intérêt des indigents, des nécessiteux, que leur médecin obtienne toute la justice à laquelle il a droit. (*Applaudissements*).

Les anciens médecins célèbres des Bureaux de bien-faisance de Paris au XIXᵉ siècle,

Par le Dʳ G. YVON, *archiviste*.

En qualité d'archiviste de notre Société, j'ai entrepris, à l'occasion du cinquantenaire, des recherches sur les médecins qui nous ont précédés dans le service des Bureaux de bienfaisance. Je vous demande la permission de vous exposer comment j'ai été amené à le faire et de vous donner une idée des résultats auxquels je suis arrivé.

En classant un jour nos archives, mes yeux tombèrent sur une brochure intitulée : *Liste des personnes composant le bureau de charité du XIIᵉ arrondissement.* Cette brochure est sans date; mais j'ai pu, par la suite, lui en attribuer une; elle est contemporaine de la Restauration et a dû être publiée en 1816 ou 1817 au plus tard pour préciser davantage. En y cherchant les médecins qui donnaient le concours de leur art à cette institution charitable, j'en vis de connus, et parmi eux, un des apôtres de l'organisme, Rostan, qui, vous le savez, a été professeur à la Faculté de Médecine et dont le nom restera attaché à l'histoire du ramollissement cérébral. Il fit paraître son travail en 1820, étant encore médecin du Bureau de charité;

comme il le dit lui-même. Cette découverte me fit songer à rechercher pour tout Paris les noms des médecins qui, depuis la Révolution jusqu'à l'époque actuelle, ont donné leurs soins aux indigents. Je devais en trouver d'obscurs, sans doute, mais dont le dévouement n'avait pas été moins effectif et pour cela même devait être rappelé; de plus la trouvaille que j'avais faite dans la liste des médecins du XII° arrondissement me portait à présumer que je rencontrerais des noms aussi considérables. Eh bien! Messieurs, j'ai vu au cours de mon travail mes présomptions se changer en certitude et j'ai eu à plusieurs reprises le grand plaisir de constater, parmi nos ancêtres et nos aînés, des personnalités ayant jeté un vif éclat sur les sciences médicales françaises, pendant la fin du xviiie siècle et pendant le xixe siècle tout entier. Cela me permettra de dire aux illustres confrères qui ont bien voulu répondre à notre invitation, que, si nous appartenons tous à la même et grande famille médicale de France, il est des liens de parenté, plus étroits qu'ils ne le supposent, qui les rattachent à nous, médecins des Bureaux de bienfaisance. En effet, il me suffira, entre autres, parmi nos prédécesseurs, de citer à M. le doyen de la Faculté, les noms des professeurs Bouillaud et Tarnier; à M. le délégué de l'Académie de Médecine, ceux de Baillarger et de Jules Bergeron, le regretté secrétaire perpétuel; à MM. les médecins des hôpitaux, Guersent, qui était, il y a quelque soixante ans, un des maîtres incontestés en clinique infantile, puis, plus près de nous, Gallard et M. Empis; à MM. les chirurgiens, Trélat et Manec; à MM. les accoucheurs, Baudelocque, Maygrier, dont j'aperçois le petit-fils dans cette assemblée, et qui eut été un de leurs prédécesseurs dans le service obstétrical hospitalier, s'il avait existé à cette époque, et aussi Lejumeau de Kergaradec, à qui revient la gloire d'avoir définitivement appliqué le stéthoscope à l'art des accouchements; à MM. les aliénistes, Esquirol et Leuret; à MM. les dentistes, Delabarre et Delestre. Enfin, si nous avions à notre fête un membre de l'Académie des sciences, nous ne serions pas pour lui des étrangers; je n'aurais qu'à citer au hasard Portal et Hallé pour en justifier.

Mais, pour prendre aussi parmi ceux qui nous semblent obscurs parce que nous ne les connaissons ou ne les soupçonnons même pas, je veux vous dire encore quelques noms. D'abord, Nauche, cet homme de bien qui avait institué chez lui, dans un but de propagande hygiénique, un bureau de vaccination, où tous, riches et pauvres, se pressaient à l'envi afin de recevoir l'inoculation jennérienne et où les médecins étaient toujours assurés de trouver du vaccin : puis, l'élégant traducteur d'Astley Cooper, j'ai nommé Richelot, le père de l'éminent chirurgien de l'Hôpital Saint-Louis : puis encore un ancien chef de clinique de Récamier, Berthelot, que nous devons saluer avec respect, puisque c'est le père de notre grand chimiste.

M. Billon nous disait tout à l'heure que, bien que non indemnisées, les places des médecins des pauvres étaient autrefois très recherchées et par suite longues à obtenir; je vous en donne la preuve dans le cas de Piorry qui, en 1818, sollicitait d'être admis médecin du bureau de charité de son arrondissement et ne se voyait agréer que cinq ou six ans après, les vacances produites dans cet intervalle ayant été remplies par des médecins suppléants (car il y en avait à cette époque) ou par des confrères ayant fait des demandes antérieures à la sienne. On se réclamait volontiers de ce titre que l'on considérait comme un honneur, témoin Rostan dans l'ouvrage auquel j'ai fait allusion en commençant, témoin aussi Maygrier, qui le mentionnait à la suite de son nom à la première page de son *Traité d'accouchements*, en 1811 et en 1817. Ces documents, vous le voyez, sont très instructifs, car ils nous apprennent encore que des médecins ayant des titres scientifiques considérables, membres de l'Académie des sciences, de l'Académie de médecine, de la Faculté de médecine, médecins ou chirurgiens des hôpitaux, ne se faisaient pas faute, bien que pourvus de ces hautes dignités, de visiter les pauvres chez eux. Ainsi, par exemple, notre grand botaniste Antoine-Laurent de Jussieu qui, à soixante ans, professeur au Muséum d'histoire naturelle et à la Faculté de médecine, prenait un service dans le comité de bienfaisance de son quartier; ainsi Devilliers père, qui ne quittait le bureau de bienfaisance qu'à sa mort en 1853, après 44 années de service; ainsi Lassus, professeur à l'École de santé; ainsi Jadelot, médecin de l'hôpital des Enfants : ainsi Guerbois, chirurgien de l'hôpital Cochin, ces deux derniers maîtres semblant prouver par là le lien intime qui doit exister entre le service hospitalier et le traitement à domicile. Parmi ces noms, il en est qui ne résonneront pas à l'oreille de nos vénérés doyens Machelard et Perrin, sans provoquer chez eux une certaine émotion, car ils leur rappelleront ceux de maîtres aimés, aux leçons et à l'exemple desquels ils puisaient ces connaissances, ces notions de dignité et de dévouement qui les ont honorés pendant leur longue carrière médicale.

Je pourrais multiplier ces citations, mais je ne veux pas plus longtemps occuper votre esprit; de plus, la liste, aussi complète que j'ai pu la reconstituer, paraîtra avec la relation de ce Cinquantenaire. Vous voudrez bien me pardonner d'avoir abusé de votre attention, mais vous le ferez aisément, j'en suis convaincu, à cause du sentiment de fierté que j'éprouve à nous réclamer de tels hommes. Ce sentiment, j'ai la certitude que vous le partagez avec moi parce que vous voyez s'ajouter une nouvelle page à notre livre d'or et cela seul m'assure de votre indulgence. (*Applaudissements*).

M. le Pʳ DEBOVE, Doyen de la Faculté de médecine, a prononcé l'allocution suivante :

Allocution de M. Debove, Doyen de la Faculté.

MONSIEUR LE MINISTRE,
MES CHERS CONFRÈRES,

La maladie est le pire des maux qui affligent les hommes. Le rôle du médecin est de la guérir ou d'en atténuer les effets ; ce rôle, vous l'ennoblissez en pratiquant la vertu, la grande Vertu, la Bonté. Vous prodiguez votre dévouement aux clients les plus humbles, vous ne soignez pas seulement leurs maladies, mais leurs peines morales ; car si on ne peut nier le bienfait d'une médication opportune, vous savez par expérience, le prix d'une parole d'encouragement ou d'une marque de sympathie adressée à un indigent trop porté à croire qu'un fossé profond sépare les malheureux de ceux qui sont favorisés de la fortune. Vous êtes pleins d'indulgence pour toutes les misères, sachant bien que toutes sont dignes de pitié. Vous êtes récompensés par la gratitude de vos malades, elle vous donne sur eux une autorité légitime.

Tous, médecins, professeurs, médecins des hôpitaux, médecins des bureaux de bienfaisance, nous visons le même but, mais s'il fallait nous ranger par ordre de mérite, votre pénible fonction, votre désintéressement, vous désigneraient pour le premier rang.

Mais ne parlons point de préséance, et, quel que soit notre poste, n'oublions jamais que nous sommes tous les soldats d'une même armée, combattant des ennemis communs, la maladie et la misère. (*Applaudissements.*)

M. CHAUMIÉ, Ministre de l'Instruction publique se lève et, avec une bonhomie charmante et une éloquence souriante prononce une allocution très applaudie dont nous extrayons les paroles suivantes :

« Votre président vient de me remercier d'avoir accepté votre invitation et de participer à cette fête. C'est moi, qui dois vous remercier de m'avoir fait connaître votre société et d'apprécier tous les services que vous rendez à la population indigente de Paris. J'assiste à un spectacle réconfortant, car cette solennité m'a rendu témoin d'une œuvre admirable d'émulation pour le bien. Votre œuvre est une mission. Vous êtes les apôtres du devoir et du sacrifice ; marchez, la route est belle. » (*Applaudissements répétés.*)

Distinctions honorifiques. — Le Ministre remet ensuite la rosette d'officier de l'Instruction publique au Dᵣ L. Gourichon, médecin du Bureau de bienfaisance du XIIᵉ arrondissement, les

palmes d'officier d'Académie aux Drs Cange (XVIIIe arrondissement), Chastanet (XVe), Chaumont (VIe), J. Mallet (XIIIe) et
Rollin (Société de secours mutuels du quartier Saint-Gervais).

M. GUSTAVE WEIL, Président, remet au nom de la Société des
médailles d'or à M. Chaumié, Ministre de l'Instruction publique,
à M. de Selves, Préfet de la Seine ; à M. Mesureur, directeur de
l'Assistance publique ; à M. le Pr Debove, Doyen de la Faculté
de Médecine ; des médailles de vermeil à MM. Machelard, Perrin,
Commenge, Passant, Le Coin, Gibert, présidents et membres
honoraires de la Société.

M. le Dr PIERRE CORNEILLE a bien voulu extraire de ses œuvres
et dire la poésie suivante :

SOIR DE PLUIE.

L'hiver et son horreur ont envahi la rue ;
L'averse qui déferle a gonflé les ruisseaux,
Sur les toits la tempête implacable se rue,
Et son souffle en rafale ébranle les carreaux.
L'air semble tout zébré d'étincelantes douilles
D'acier, de dards aigus, de traits, de javelots,
Lancés d'un ciel hostile, et, du haut des gargouilles,
L'eau descend avec des râles et des sanglots.
Les chemins sont déserts. Aux fenêtres bien closes,
Tambourinant des airs du bout de leurs doigts gourds,
Les bourgeois ennuyés se devinent, moroses,
Encadrant aux rideaux leurs bonnets de velours.
Et la petite ville, à cette heure, que voile
Mélancoliquement l'approche de la nuit,
Semble s'envelopper lentement de la toile
Qu'ourdit la solitude et que tisse l'ennui.
Tout à coup se mêlant au bruit de la tempête,
Un chant se fait entendre au prochain carrefour,
Et l'antique refrain que le chanteur répète
S'harmonise à souhait à cette fin de jour,
Car le chanteur est vieux, sa pauvre main glacée
Tourne un orgue dont l'âme est tout prêt d'expirer,
L'orgue gémit, la voix du vieillard est cassée,
C'est un concert navrant, triste à faire pleurer.
L'homme insiste ; il attend que de quelque fenêtre,
Vienne le sou qui tombe ou le morceau de pain,
Car, sous le vent qui cingle et l'eau qui le pénètre,
Il répète toujours sa chanson... Il a faim,
Et son chien qui grelotte agite sa sébile,
Grattant à chaque porte en un geste d'espoir ;
Mais, l'œil triste, il revient de sa quête inutile ;
Les bourgeois n'ouvrent pas leurs fenêtres, ce soir !
Les bourgeois n'ouvrent pas : ils vont se mettre à table,
Il fait bon dans la chambre chaude au coin du feu,
Et du triste chanteur le refrain lamentable
Trouble leur quiétude et les agace un peu.
L'homme là-bas comprend cela. La tête basse,
Il appelle son chien désolé qui le suit,
Et, suspendant son orgue à son échine lasse,
Il s'enfonce à nouveau dans l'éternelle nuit.

4

Bourgeois, vous avez tort. Votre cœur égoïste
D'indifférence tiède est bien enveloppé,
Et cependant, je crains qu'en vos draps de batiste,
Votre sommeil soit d'affreux rêves coupé!
Si vous alliez avoir la vision fâcheuse,
Désagréable en somme à tout homme de bien,
Du gueux tombé là-bas, de sa face fangeuse,
Que ne réchauffe plus la langue de son chien?
Si vous alliez le voir, tel qu'il est à cette heure,
Bien plus triste que quand sa chanson vous fâcha,
Si vous alliez le voir, cet œil vitreux qui pleure?
La malédiction que la mort empêcha,
Mais qu'on devine aux bords convulsés de la bouche,
S'il la venait hurler, visiteur clandestin,
Pour vous épouvanter, au pied de votre couche,
Ecartant à minuit vos rideaux de satin?
C'est qu'on a vu parfois de ces choses étranges,
Des morts dont on voudrait ne pas se souvenir,
Qui, sans rougir de leurs laideurs et de leurs fanges,
Au milieu des vivants s'entêtent à venir...
Et ces fantômes laids, sinistres, lamentables,
Poursuivant les vivants de leurs gestes de morts,
Dérangeant des bourgeois les rêves délectables,
C'est la revanche des victimes, le remords!
Puisqu'il en est ainsi, pourquoi, bourgeois très sages,
Ouvrez-vous avec tant de peine vos logis?
Pourquoi voulez-vous donc que le pauvre, au passage,
Vers votre aumône en vain lève ses yeux rougis?
Pourquoi voulez-vous que cet homme vous maudisse?
Ah! oui, je vous entends, sa malédiction
A vos écus ne peut causer de préjudice;
Le gendarme pour vous se tient en faction;
C'est vrai; mais le gendarme a beau monter la garde,
Il n'empêchera pas les rêves que j'ai dits,
Il ne fermera pas cet œil qui vous regarde,
Il n'empêchera pas que vous soyez maudits!
Or, pour ne l'être pas, il faut si peu de chose!
Un si petit cadeau suffit aux pauvres gens!
Ils ne demandent pas une métamorphose,
Ils savent que pour vous il faut être indulgents.
Ils ne demandent pas que votre cœur de roche
Se fonde tout à coup en un rayon de miel;
Que l'on ne ferme pas la porte à leur approche,
Et qu'on leur donne un peu, si peu, l'essentiel!
Et les voilà contents! Leur exigence unique
Est de ne pas mourir de faim! Que voulez-vous?
Même quand on est gueux, on a le goût cynique
De vivre! Il faut leur pardonner, ce sont des fous!
Et puis voici venir un argument topique;
Vous aimez les toutous; chaque pauvre a le sien
Ne refusez donc pas une aumône modique,
Si ce n'est pour le gueux, que ce soit pour son chien.

Puis Mlle Claude Ritter a très finement dit la belle poésie de
Victor Hugo : « *Pour les pauvres.* »

BANQUET

Le soir à 7 h. 1/2, un banquet réunissait au restaurant Marguery toutes les personnalités qui avaient assisté à la séance solennelle de l'après-midi, et de nombreux confrères venus de tous les arrondissements de Paris. M. Mesureur, Directeur de l'Assistance publique, présidait le banquet, entouré à sa droite de M. Gustave Weil, Président de la Société, de M. Ambroise Rendu, Président de la 5e Commission du Conseil municipal, et à sa gauche M. le Professeur Debove, Doyen de la Faculté de Médecine, M. Thilloy, Secrétaire général de l'Assistance publique, M. André Mesureur, Chef de Cabinet du Directeur de l'Assistance Publique. En face du Président, se trouvaient M. Rotillon, représentant des médecins de l'Assistance à domicile au Conseil de surveillance, ayant à sa droite, M. Charbalié, représentant M. le Ministre de l'Instruction publique, M. Autrand, Secrétaire général de la Préfecture de la Seine, représentant M. le Préfet de la Seine, à sa gauche, M. Billon, Secrétaire général de la Société, M. Kinzelbach, Trésorier de la Société.

On remarquait : MM. Barbillion, Gibert, Malbec, Garnier, Louis Gourichon, Séailles, Dufournier, Castinel, Peltier, Tournier, Yvon, Kinzelbach, Ruef, Chaumont, Corneille, Prieur, Blind, Cange, Bacaresse, Dupuy, Merklen, Golescéano, Besson (C.), Besson (J.-B.), Planès, Rollin, Mallet, Henri Gourichon, Rolet, Dauphin, Wateau, Housquin, Fachatte, Jay, Dubrueil, M. Rousseau, etc.

Le menu, orné de jolies gravures, avait été composé d'une façon très heureuse, par les soins de MM. Rotillon et Billon, ainsi qu'on peut en juger par ce qui suit. Aussi a-t-il été fort apprécié par les nombreux convives.

DÎNER DU 11 JANVIER 1903.

Huîtres.
Bisque et Princesse.
Truite saumonée sauces Crevette et Noisette.
Râble de Chevreuil Grand Veneur.
Purée de marrons.
Poularde du Mans truffée.
Cardons à la moëlle.
Pointes d'Asperges à la crème.
Écrevisses Vosgienne.
Bombe Glacée.
Desserts.

VINS.

Bordeaux Médoc. — Sauternes Supérieur.
Château Léoville. — Corton Hospice.
Champagne Moët.
Café-Liqueurs.

M. Gustave WEIL a commencé la série des toasts par l'allocution suivante :

MESSIEURS,

Nous écrivons la première page de notre nouveau Cinquantenaire. Si le passé doit répondre de l'avenir, nous laissons à nos descendants une situation en rapport avec la mission qu'ils auront à remplir ; car nous sommes assurés de l'appui de tous, dans la lutte que nous entreprenons contre la misère et la maladie. La fête de notre Cinquantenaire où, d'une façon si brillante, M. le Ministre de l'Instruction publique nous a dépeints, nous laisse toute confiance en cet avenir, où l'Assistance à domicile, vraiment morale, doit assurer les bienfaits de la solidarité sociale à tous ceux qui en auront besoin. Je bois avant tout, à M. le Ministre de l'Instruction publique qui a bien voulu présider notre fête solennelle, et je prie son représentant parmi nous, M. Charbalié, de bien vouloir lui transmettre tous les vœux que nous formons pour son bonheur et la réalisation des idées qu'il a bien voulu nous exposer.

Les circonstances qui nous réunissent placent à la même table pour bien symboliser nos efforts et nos travaux, la Science, personnifiée par notre savant et bienveillant Doyen, M. le professeur Debove, et l'Assistance, représentée par son chef, le philanthrope élevé, le Parisien au grand cœur, connaissant toutes les misères de la capitale, M. Mesureur.

Je lève mon verre en l'honneur de MM. Mesureur et Debove, auxquels j'associe M. le Préfet de la Seine, M. Ambroise Rendu, président de la cinquième Commission du Conseil municipal, dont la bienveillance éclairée ne nous a jamais fait défaut.

J'ai un autre souvenir à rappeler, c'est celui de notre ancien président qui, après avoir été à la tâche, aurait dû être aujourd'hui à l'honneur. J'adresse à M. le Dr Noir l'assurance de toute notre sympathie, de nos condoléances affectueuses et de nos regrets de son absence. Mieux que personne, il vous aurait souhaité la bienvenue. Il aurait aisément souligné toute la satisfaction que nous procurent les distinctions honorifiques qui nous ont été accordées, et toute l'espérance que nous avons dans des récompenses plus en rapport avec les services nationaux que nous rendons.

Je bois à M. Louis Gourichon, officier de l'Instruction publique, et à MM. Chaumont, notre dévoué secrétaire, Chastanet et Rollin, nos anciens secrétaires, Mallet, qu'un deuil aussi éloigne de nous, et Cange, nommés officiers d'Académie, auxquels j'associe tous les lauréats du dernier concours.

Messieurs et nouveaux collègues, notre Société, créée au début dans un but professionnel et élevée graduellement à un rôle scientifique et social, est heureuse de vous souhaiter la bienvenue, et de solliciter de votre jeune ardeur une impulsion vive et nouvelle. Vous trouverez chez nous des conseils et des appuis dans les moments difficiles de la tâche qui vous attend. Vous entrez, mes chers amis, dans un service nouveau : Vos malades ne ressembleront ni à ceux de l'hôpital, ni à ceux de la clientèle particulière. A l'hôpital, le malade isolé des siens représente une entité morbide. Dans votre service du traitement à domicile, vous verrez le malheureux dans son milieu, avec son entourage, doublé encore de cette famille d'adoption, l'Assistance publique et la bienfaisance privée. C'est ce qui fait la supériorité de l'assistance à domicile. Mais dans ce milieu, le médecin ne se meut pas toujours sans difficulté; et nous y trouvons des juges d'un esprit différent du nôtre. Vous verrez aussi, dans la clientèle de l'Assistance, cette gamme sociale qui va de l'ouvrier gêné ou trop économe, de l'employé ou du fonctionnaire à trop petits appointements, aux dernières couches de la misère. Pour ces derniers, être assisté est une situation que l'état de maladie améliore.

Vous aurez, mes chers nouveaux collègues, à faire preuve, dans cette circonstance, de savoir, de dévouement et de patience, trois qualités maîtresses qui viendront à bout de bien des difficultés.

Je bois à la santé de nos nouveaux collègues, aux améliorations constantes de nos services, au relèvement toujours grandissant de notre situation, et à la prospérité de la Société, gardienne fidèle de cinquante ans de tradition.

Puis M. MESUREUR, Directeur de l'Assistance publique, s'est exprimé en ces termes :

MESSIEURS,

J'avais hâte de vous remercier de votre dévouement professionnel dont cette fête du Cinquantenaire de la Société médicale des Bureaux de bienfaisance a donné le témoignage au Directeur de l'Assistance publique. Vous en êtes les collaborateurs un peu dispersés, souvent inconnus, mais cette fête de confraternité vous a réunis aujourd'hui; elle a offert à l'Administration, au Gouvernement de la République, l'occasion trop rare de vous remercier publiquement de votre concours dévoué, de votre labeur trop obscur.

Votre Société a donné un remarquable exemple de la puissance de l'association. Vous célébrez le Cinquantenaire de votre fondation et vous marquez les résultats de l'effort des générations qui vous ont précédés, c'est le bilan du passé et vous posez en même temps les jalons du programme à réaliser dans un avenir qui n'intéresse pas moins les malheureux que vous-mêmes.

Le rôle de médecin de Bureau de bienfaisance vient d'être défini avec éclat ; ce portrait littéraire s'est illustré d'un rapport substantiel où votre Secrétaire Général a étudié le développement de votre action, les progrès de votre autorité, où il a indiqué le chemin qui reste à parcourir.

Cette étude sera la consécration de votre œuvre : les médecins des Bureaux de bienfaisance se sont réunis en un bataillon serré, ils ont mis en commun leurs efforts, et ils ont imposé aux mœurs, à la loi, des transformations, ils ont établi des principes nouveaux ; la loi sur l'assistance médicale à domicile y a trouvé ses bases, et c'est de Paris, de Paris qui a réalisé le programme de l'assistance médicale à domicile, que le législateur s'est inspiré encore une fois, comme d'un modèle à suivre pour le régime à instituer en France.

L'association, la collaboration d'efforts individuels, dirigés vers un même but, guidés par une même idée, ont ce pouvoir d'imposer les réformes nécessaires ; ça n'est pas le cerveau d'un homme, c'est le concours d'une collectivité qui les prépare et les rend possibles. Par là, votre association a joué un rôle fécond, et je l'en remercie.

Comment ne pas se rendre à l'évidence des difficultés du problème, qui consiste à soigner le malade pauvre chez lui ? Comment en nier l'intérêt humanitaire et social ? Il faut au malade pauvre, dans son intérieur, des soins médicaux ; mais il lui faut aussi des soins moraux et matériels ; l'hospitalisation du malade ne devrait être qu'une mesure d'exception imposée par la nécessité : Laisser le malade au milieu des siens, lui conserver l'affection et les encouragements de visages aimés, lui assurer, dans son intérieur, les moyens de se défendre contre le mal, tel doit être, sinon notre règle, du moins notre but. C'est par un appel toujours plus pressant et plus large à la collaboration du Bureau de bienfaisance et de ses médecins que l'Assistance publique pourra y atteindre. Il faut donner, avec le remède scientifique, l'appui moral, l'aide fraternelle qui soutient et relève, il faut accomplir le devoir de solidarité, c'est-à-dire donner aussi le secours, l'aide pécuniaire qui seconderont l'œuvre du médecin, et sans préjuger de la solution d'une aussi grave question, l'encombrement de nos hôpitaux trouvera l'une de ses solutions dans l'application du programme tracé par la Société des médecins des Bureaux de bienfaisance.

L'autorité professionnelle du médecin du Bureau de bienfaisance n'a rien à envier au Corps médical de nos hôpitaux ; vous savez, Messieurs, que s'il existe encore dans quelques esprits, comme la distinction d'une aristocratie médicale, en réalité, il n'y a qu'une vertu devant laquelle tous sont égaux : celle du dévouement ; et s'il fallait tresser des couronnes, nous ne saurions pour quels fronts, car les plus dignes sont partout.

Vous avez les mêmes droits que les médecins des hôpitaux ;

votre réinvestiture, du moins tel est mon sentiment, vous appartient si aucune faute professionnelle n'a été relevée contre vous
et constatée par un tribunal régulier. Pour ma part, j'écarterai
toujours les dossiers secrets, les notes confidentielles contre lesquels l'intéressé n'aura pas pu se défendre.

L'Assistance Publique a besoin de compter sur votre concours;
pour répartir ses secours avec discernement, il faudrait qu'elle
fit appel à vos avis, que vous pussiez lui indiquer la porte où
frapper, la maison où donner la main, le foyer que la solidarité
sociale doit ranimer.

Notre institution se montrera chaque jour plus éloignée de cet
automatisme inintelligent, distribuant dans des catégories
réglementaires les secours prévus à l'avance, de cette apparence
routinière et mécanique que lui ont donnée d'intéressés détracteurs auprès de l'opinion publique; — et nous pourrons alors nous
adresser aux riches, leur dire : Venez à nous, c'est votre devoir!
Assez longtemps, assez lourdement, l'Assistance Publique laisse
peser ses charges sur l'impôt; l'initiative individuelle, la bienfaisance de chacun doit en prendre sa part.

L'ordonnance que vous remettez au malheureux sera bien
plus efficace, le jour où elle se complètera d'un secours, d'une
aide indispensable pour soutenir sa famille, et lui rendre un peu
— j'allais dire de bien-être — au moins, un peu des choses strictement nécessaires à la conservation de la vie.

Dans cette œuvre de solidarité, nous savons que vous êtes les
collaborateurs les plus ardents : vous nous donnez votre dévouement sans compter; si l'Administration n'en a pas toujours
une connaissance complète, croyez qu'elle n'en apprécie pas
moins votre effort et vos peines : vous courez chaque jour des
dangers qu'on a rappelés tout à l'heure. Ce sera un honneur
pour la Société médicale des Bureaux de Bienfaisance d'avoir
développé votre action, d'avoir étendu votre œuvre et d'avoir
consacré ses efforts à travailler avec l'Administration Générale
de l'Assistance Publique, pour notre admirable population parisienne.

M. A. RENDU, Président de la 5e Commission, a tenu à témoigner sa sympathie à la Société :

MESSIEURS,

Je suis heureux d'être auprès de vous le représentant et l'interprète du Conseil municipal. J'ai été tout spécialement délégué
par notre président pour vous exprimer sa sympathie et vous
dire que l'assemblée parisienne vous remercie pour le passé et
compte sur vous pour l'avenir.

D'ailleurs, ce ne sont pas là chez moi des sentiments nouveaux. Je vous ai déjà dit, dans une circonstance semblable,

dans un de vos banquets précédents, ce que je pensais de votre
œuvre.

Et puis, à la fin de l'année qui vient de finir, avant d'avoir reçu
votre aimable invitation, c'est encore à vous que je pensais quand
j'écrivais, dans le rapport général sur l'Assistance publique, des
phrases que je vous demande la permission de rappeler. Elle
tiendront lieu d'un discours :

« En ce qui concerne le traitement des malades à domicile,
l'application prochaine de la loi sur l'hygiène publique nous
permet d'espérer qu'il sera possible de développer largement nos
services d'assistance médicale. Si les logements sont plus sains,
plus aérés, il sera possible d'y soigner des malades que le médecin devait autrefois envoyer à l'hôpital. Or, personne ne peut
contester la supériorité du traitement à domicile sur le traitement hospitalier, sauf dans certains cas spéciaux et particulièrement graves.

« Au point de vue moral, a-t-on dit fort justement au Congrès
de 1900, le malade reste au sein de sa famille, jouit des soins que
lui donnent les siens et, s'il n'est pas, dans ces conditions,
mieux soigné médicalement qu'à l'hôpital, il profite incontesta-
blement d'attentions plus constantes, plus affectueuses que s'il
était entre des mains mercenaires.

« Quel est le philanthrope qui contestera ce résultat? Si la
population actuelle redoute beaucoup moins qu'autrefois le
séjour à l'hôpital, elle sait, et surtout elle sent que le devoir
commandé aux membres d'une famille de garder et de soigner
leurs malades. L'important est de venir en aide à leur inexpé-
rience et à leur indigence. C'est là le rôle de l'assistance médicale à domicile.

« Ce rôle, d'ailleurs, elle l'a rempli et dans des conditions
d'économie que nous devons mettre en lumière.

« Voici, à cet égard, quelques chiffres intéressants. Ils sont
extraits de la dernière statistique parue (1899).

« Le nombre des malades traités, durant l'année, a été de
78.100, ainsi répartis :

« 21 0/0 indigents;

« 79 0/0 nécessiteux.

« Sur ce total, 24 0/0 logeaient en garnis et devaient, en cas
de maladie grave, être dirigés sur l'hôpital.

« Le nombre des journées de maladie a été de 631.541 et la
moyenne de la durée du traitement de chaque malade a été de
9 jours 3/4.

« Le nombre des visites médicales a été de 175.740 à diviser
par 170 médecins. La moyenne de la dépense par malade a été
de 12 fr. 09 c., soit 2 fr. 70 c. par journée. Or, le prix moyen des
journées à l'hôpital est de 3 fr. 75 c.

« Si donc l'on avait soigné à domicile les 199.665 malades ou blessés qui ont passé en 1902 dans nos services hospitaliers, l'économie réalisée par les 4.960.995 journées constatées aurait été de 8.482.401 fr. 35 c.

« En déduisant un tiers pour les journées de chirurgie, on aurait encore une économie de plus de 5 millions, et l'on pourrait, avec cette somme, assister un nombre considérable de malheureux qui reçoivent un secours dérisoire de 3 et 5 francs.

« En principe donc, l'hôpital doit être réservé aux grands blessés et aux gens à opérer, aux contagieux, aux malades dont le logement est notoirement insuffisant et aux malades sans famille. Et même, ces derniers ne pourraient-ils pas être soignés à la campagne dans des familles amies et de bonne volonté ? Le placement familial a donné d'excellents résultats pour les enfants assistés, pour les aliénés à Dun-sur-Auron et à Ainay-le-Château, puisque l'Administration propose de porter les placements en colonies familiales au chiffre de 1.200. On peut encore l'étendre à nos vieillards parisiens et à nos chroniques ».

Messieurs, voilà vos services ; voilà votre histoire, voilà vos titres de noblesse.

Aussi, à l'heure où sonne votre Cinquantenaire, je veux saluer l'œuvre accomplie et je remercie M. le Doyen et M. le Directeur de l'Assistance publique d'être venus ici pour s'associer, comme le Conseil municipal, à votre fête.

Cinquante ans, qu'est-ce dans l'histoire ? Qu'est-ce dans la vie d'un peuple ? Rien ou presque rien. Mais cinquante ans de services rendus, c'est quelque chose. C'est tout au moins le gage des services que vous rendrez encore et sur lesquels nous comptons.

Aussi, je n'escompte pas, je le crois, les intentions bienveillantes et l'esprit de justice de M. le Directeur de l'Assistance publique en vous disant qu'il s'intéressera aux questions qui vous préoccupent.

Je les ai déjà énumérées. J'en détache une, celle de la *réinvestiture*, qui vous tient le plus au cœur, et je sais qu'elle sera tranchée conformément à vos désirs. J'en ai pour garant les sentiments de M. le Directeur général, qui parlait de vous, à la séance d'aujourd'hui, avec tant de sympathie. (*Applaudissements répétés.*)

Messieurs, en ce qui me touche, je me ferai votre avocat et votre champion, car je sais combien votre œuvre est utile, et combien il faut la développer dans l'intérêt même de l'Assistance dont vous êtes les organes les plus intéressants. Les princes de la Science, si je puis employer cette expression vieillie et peu démocratique, passent auprès des malades de nos hôpitaux et ne peuvent voir en eux que des sujets. Vous voyez dans l'exercice même de vos fonctions des malheureux auxquels vous tendez la main, que vous encouragez et que vous soulagez moralement et matériellement. Votre rôle est donc fort beau et on peut l'envier.

Quant à moi, je vous en remercie et je vous dis, jetant les yeux sur ce passé de cinquante ans et sur l'avenir qui s'ouvre ; vous avez bien fait, Messieurs, faites mieux encore. (*Applaudissements.*)

M. Debove, Doyen de la Faculté de Médecine, s'est exprimé ainsi :

Messieurs,

J'ai été très flatté de l'invitation de votre Société et vous en remercie. J'ai demandé personnellement à prendre la parole à ce banquet pour vous témoigner mes sentiments de sympathie et pour vous porter un toast. Nous sommes tous de la grande famille médicale ; aussi les mots de « cher confrère », que nous entendons à chaque minute, pour ne pas être de vains mots doivent-ils être prononcés non avec les lèvres, mais avec le cœur. Je bois à la fraternité médicale.

Puis, M. Billon, Secrétaire général, présente les excuses de MM. Picard, Thorel, Thébault, Haury, Viancin, parmi les nouveaux ; pour les anciens : MM. Meugy, Mallet, Chevallereau, Duvernet, et de MM. Nicolas, Gallot, membres associés.

S'adressant à M. Malbec, il continue en ces termes :

« Mon rôle de Secrétaire général, est toujours agréable à remplir au banquet de la Société : d'abord ce soir, j'ai moins à parler que cette après-midi et ensuite il me faut féliciter le Président de l'année qui vient de s'écouler.

« Je devais remettre une médaille d'argent à notre ami Noir, que le deuil éloigne de nous, à notre regret unanime ; j'irai lui porter demain.

« Mais à Malbec que les circonstances ont empêché de recevoir cette médaille, je suis heureux de dire qu'il a présidé l'année 1901 avec une grande autorité et une connaissance approfondie des questions d'assistance et aussi du cœur humain. Il a préparé le Cinquantenaire que nous fêtions tout à l'heure et l'heureuse fée qui préside à sa destinée et a bien voulu le faire naître dans ce Lot-et-Garonne, fertile en hommes d'État célèbres et bienveillants, n'a pas peu contribué à donner de l'éclat à notre fête. Merci donc à Malbec et qu'il veuille garder cette médaille en souvenir de son année de présidence. »

M. Malbec remercie le secrétaire général et la Société, où il n'a trouvé pendant son année de présidence que des collaborateurs dévoués et des amis sincères.

Nous croyons devoir rappeler, ici, les paroles adressées par le secrétaire général, dans la séance du 11 février 1903, à M. Noir, le président sortant qui n'avait pu assister à notre fête :

MON CHER NOIR,

Un deuil cruel vous a empêché de vous joindre à nous pour fêter le Cinquantenaire de la fondation de notre Société, que vous aviez préparé avec tant de soin jaloux, et nous n'avons pu que nous incliner devant votre absolue détermination de vous effacer complètement après avoir tout fait pour que nous réussissions dans l'œuvre que nous avions entreprise de concert.

Nous, qui n'avons cessé d'être en communion d'idées avec vous, nous n'oublierons jamais votre année de présidence, qui sera si féconde en résultats heureux pour notre Société, et nous vous prions, mon cher Noir, de vouloir bien accepter cette médaille, qui vous rappellera des amis qui ont su apprécier toute votre valeur scientifique et morale, ainsi que le concours toujours éclairé que vous avez apporté à la cause du service médical à domicile.

La réunion, empreinte de la plus grande cordialité, s'est prolongée fort tard, terminant cette journée mémorable qui a laissé dans l'esprit de tous l'impression la plus vive, et l'espoir qu'elle produira les meilleurs résultats pour l'avenir de notre Société médicale des Bureaux de bienfaisance, l'organe essentiel de l'assistance médicale à Paris.

Dr P. BILLON.

Médecins, Chirurgiens, Accoucheurs, Oculistes et Dentistes des Bureaux de Bienfaisance de Paris depuis la Révolution jusqu'à l'époque actuelle

Par le Dʳ Yvon, archiviste de la Société.

En publiant cette énumération, j'ai obéi, comme je l'ai dit ailleurs, à un double but : tirer d'un injustifiable oubli les noms de médecins qui ont, pendant de longues années, apporté des soulagements aux malades pauvres sans économiser leur temps et leur dévouement, surtout à une époque où ils n'étaient pas indemnisés (1), et parmi eux, signaler ceux qui ont illustré la médecine française. C'est en même temps une page d'histoire médicale qui va repasser sous les yeux du lecteur. Cette liste, la seule qui existe, est aussi complète que m'ont permis de le faire les documents que j'ai consultés. Elle n'est pas exempte d'omissions ou d'erreurs, et cela par suite du manque absolu de renseignements officiels pour certains arrondissements dont les archives ont été détruites ou ont disparu lors des événements de 1871. En tous les cas, ces lacunes sont certainement très restreintes ; je crois cependant de mon devoir de les signaler. Par suite de l'extension de Paris en 1860 jusqu'aux fortifications, son territoire a été remanié et les arrondissements ont été autrement répartis. J'ai divisé pour cette raison mon travail en deux parties : A, ayant 1860 ; B, depuis 1860. Pour la première série, j'ai indiqué en tête de chaque arrondissement ses limites, mais en prenant, pour rendre la compréhension plus facile, les noms actuels des rues qui ont changé depuis cette époque, ou encore le nom de rues nouvelles ayant remplacé d'anciennes voies ou modifiées ou détruites.

Abréviations : P. C. F., Professeur au Collège de France. — P. F., Professeur à la Faculté de Médecine. — A. F., Agrégé à la Faculté de Médecine. — P. Mu., Professeur au Muséum d'histoire naturelle. — As. Mu., Assistant au Muséum d'histoire naturelle. — A. S., Membre de l'Académie des Sciences. — A. M., Membre de l'Académie de Médecine. — M. H., Médecin des Hôpitaux. — C. H., Chirurgien des Hôpitaux. — *ch.*, Chirurgien des Bureaux de bienfaisance. — ac., Accoucheur dᵒ. — oc., Oculiste dᵒ — d., Dentiste dᵒ. — ad., Médecin-adjoint dᵒ. — sup., Médecin suppléant dᵒ. — aux., Médecin auxiliaire dᵒ. — m. c., Médecin consultant dᵒ.

1. Depuis 1853 seulement, une indemnité est attribuée aux médecins des Bureaux de bienfaisance.

A. — Avant 1860.

Ier arrondissement.

Limites : la Seine depuis la moitié du Louvre jusqu'à la rue Lenôtre, la rue Lenôtre, de celle-ci à la place du Trocadéro, l'avenue Kléber, la place de l'Etoile, l'avenue de Wagram, les boulevards extérieurs jusqu'à la place Clichy: les rues de Clichy, de la Chaussée-d'Antin, Louis-le-Grand, des Petits-Champs, la place Vendôme, les rues de Castiglione, Saint-Honoré, la place du palais Royal et une ligne allant de là à la Seine en traversant le Louvre.

Documents à partir de 1801 jusqu'à 1817; de 1817 à 1823, néant.
Canuet, A. M. (1). — Mermier, ch. — Benières. — Moulin (2). — Souberbielle. — Jouard. — Ruette. — Sue jeune, A. M. (3). — Coste. — Verdiguez, ch. — Couad. — Dubois, d. — Dudangeon. — Le Blanc. — Claudon. — Lando. — Duval. — Daurimon. — Nicod. — Bard. — Picher-Granchamps, ch., A. M. — Auvity, fils (4). — Baudelocque (L.-A.), ac. (5). — Boisserie-Lasserve, ch. — Boulu, d. — Garnier. — Civiale, A. S. A. M. (6). — Delachanterie, oc. — Dubois. — Fontaneille. — Fourcade-Prunet. — Gimelle, père, A. M. (7). — Guyard. — Roche, A. M. (8). — Rousseau. — Sellier. — Sibille. — Vigne. — Salviat. — Boulu (9). — Canuet, fils. — Colon. — Danvers. — Evrat A. M. (10). — Fauconneau-Dufresne. — Godier. — Moirouy. — Moynier. — Peyre. — Plané. — Reis. — Aubin. — Bronchaut. — Paris. — Salmade, A. M. (11). — Thomas. — Magistel. — Brus. — Bardoulat. — Cherest. — Izarié. — Loir. — Peyre fils. — Reis fils. — Montmahou. — Giboin. — Crema. — Moret. — Nicolas. — Despaulx-Ader. — Boussenard. — Gachet. — Boisson. — Gauthier, père. — Gauthier, fils. — Mézières. — Ley. — Beauvais. — Chéreau, A. M. (12). — Brémond. — Deschamps. — Courtiller. — Magne, oc. — Gimelle, fils. — Reymond. — Bergier. — Tavernier. — Mouzard. — Gallard, A. M., M. H. (13).

1. Accoucheur, médecin de Sainte-Périne.
2. Ancien chirurgien de l'Hôtel-Dieu, médecin du maréchal Moncey.
3. Professeur d'anatomie aux Beaux-Arts; père d'Eugène Sue.
4. Médecin des enfants de la duchesse de Berry et du duc d'Orléans, en même temps que médecin des pauvres.
5. Neveu de l'illustre Baudelocque qu'on retrouvera plus loin.
6. Le premier qui ait pratiqué la lithotritie sur le vivant.
7. Chirurgien du Gros-Caillou, en même temps que médecin des pauvres.
8. Auteur d'un traité de pathologie avec Sanson et Lenoir; a été président de l'Académie de Médecine.
9. Médecin de Napoléon III, par quartier, et aussi des pauvres.
10. Accoucheur de la duchesse d'Orléans.
11. Chirurgien des Invalides, membre du Comité central de la vaccine.
12. Bibliothécaire de la Faculté de Médecine.
13. A continué son service quelque temps encore après son admission au Bureau central.

IIe arrondissement.

Limites : boulevards extérieurs de la place Clichy au boulevard Magenta, la rue du faubourg Poissonnière, le boulevard Poissonnière, les rues Montmartre, Notre-Dame-des-Victoires, la place de la Bourse, les rues Vivienne, de Beaujolais, de Valois, Saint-Honoré, Castiglione, la place Vendôme, les rues des Petits-Champs, Louis-le-Grand, de la Chaussée-d'Antin, de Clichy.

Pas de documents avant 1810; de 1811 à 1824, néant.

Léveillé, A. M. — Goudret (1). — Tartra, ch. — Macartan, A. M. — Barthélemy. — Bordot. — Boucheron. — Bourgeoise. — Champenois. — Clamant. — Dausse. — Dubois, adj. — Drogard. — Gariel. — Gissot. — Jacquot. — Jeunesse, adj. — Juge, ch. — Lafisse. — Louyer de Villermay, neveu. — Marchand. — Pignault. — Piron-Sampigny. — Bidon. — Sarrazin. — Lemercier, ch. — Sédillot (V.). — Petit, d. — Navières. — Monier. — Piet, ch. — Pasteur. — Juville. — Gilet. — Laugier, P. F., A. S., A. M., C. H. (2). — Defermont, adj. — Petit. — Goupil. — Dufour. — François. — Guillemot. — Lamouroux. — Mancel. — Hébray, père. — Hébray, fils. — Bazire, d. — Durand. — Carrier. — Coqueret. — Philippart. — Delmas. — Deschamps. — Pety, d. — Maury, d. — Regnault. — Renouard. — Roussel. — Soula. — Triger. — Boucher. — Lebâtard. — Lebas. — Lépine. — Lecoq. — Magnin. — Magonty. — Ménestrel.

IIIe arrondissement.

Limites : boulevards extérieurs jusqu'au faubourg Saint-Denis, faubourg Saint-Denis, boulevard Bonne-Nouvelle, rues Poissonnière, des Petits-Carreaux, rue Montorgueil, rue Baltard, rue du Pont-Neuf, rue Saint-Honoré, rue du Roule, rue Vauvilliers, rues Coquillière, de la Vrillière, des Petits-Champs, Vivienne, place de la Bourse, rues Notre-Dame-des-Victoires, Montmartre, boulevard Poissonnière.

Documents depuis l'an II.

Maigrot. — Cartier. — Baudelocque, ac., P.F., C.H. (3). — Briouze. — Louis. — Verdier. — Gauthier, ch. — Casaubon, ch. — Lesage. — Larbaud. — Gendarme, ch. — Gardien, ch., A. M. (4). — Giraud. — Dupont-Delamotte (5). — Cousin, ch., A.M. — Berthé. — Balleroy. — Martin Solon, A. F., A. M., M. H. — Janin. — Blanche. — Delon dre, — Belliol. — Savin. — Pilliot. — Dulys de Fergue. — Gardanne. — Bouttenotte. — Hamel, A. M. — Macartan, A. M. — Vidal. — Chanbart-Cousin. — Delagrange. — Melique. — Puche (6). — Dubois, d. — Viguier. — Belliol, fils. — Bintot. — Gaudriot. — Girard. — Hollard (7). — Kempfen. — Perron. — Plisson. —

1. A donné la formule de la pommade ammoniacale.
2. Faisait le service des pauvres, tout en étant agrégé et chirurgien du Bureau central.
3. Le plus illustre de la famille. Chirurgien de la Maternité.
4. Accoucheur de mérite.
5. Faisait en même temps un service dans le VIe arrondissement.
6. Médecin de l'hôpital du Midi.
7. Naturaliste de valeur.

Anthelme. — Ducos. — Fiard. — Meurdefroy. — Parmentier. — Ricque. — Braive. — Dussaux. — Guyétant. — Ameuille. — L'héritier. — Le Pileur — Louis. — Fiaux. — Jouanneau. — Bergeron (1). — Toirac, *d.* — De Saint-Jean. — Buot de l'Epine. — Davasse. — Ozouf. — Martellière.

IVᵉ *arrondissement.*

Limites : la Seine, une ligne traversant le Louvre à la hauteur de la fenêtre, dite de Charles IX, les rues de Valois, Beaujolais, de la Vrillière, Coquillière, Vauvilliers, du Roule, Saint-Honoré, Pont-Neuf, Baltard, de la Grande-Truanderie, Saint-Denis jusqu'à la Seine.

Documents depuis 1801.

Dessessarts, A. S. (2). — Sédillot (Joseph) (3). — Duchâteau, *ch.* — Tajan. — Neveu, *ch.* — Barronnat. — Jullien. — Jaques, *ch.* (4). — Canot, *ch.* — Guillotin (5). — Hubert. — Nauche (6). — Rougeau. — Demontigny, *ch.* — Favrot, père, *ch.* — Péraudin, *ch.* — Lacombe. — Grattereau, A. M. — Jeannot des Longrais. — Bonnafox de Malet. — Newbourg. — Delarue. — Delondre. — Marchais, *ac.* — Rullier, A. F., M. H. — Jacob, *ch.* — Mailly, M. H. (7). — Piorry, P. F., A. M., M. H. — La Villetelle. — Villermé, *ch.* — Rougeot des Essarts. — Bonnald. — Vaudin, *ch.* — Michu. — Legras. — Delacloche, *ch.* — Fizeau, P. F., A. M. — Chevalier. — Demailly. — Favrot, fils. — Jacob. — Chaumonot. — Corbie. — Delaruelle. — Haguette. — Moret. — Delachanterie, *oc.* — Lefoulon, *d.* — Brunet. — Gendrin, M. H. (8). — Laurand. — Pillon. — Levacher. — Payen (9). — Aymé. — Monneret, P. F., A. M., M. H. — Dubois. — Richelot (10). — Perdrix. — Boniface. — Wanner. — Beuchey, *d.* — Aubrun. — Bayard (11). — Briois. — Godard (12). — Aublin. — Bouvallet. — Bourdonnay. — Caron. — Desmarres (13). — Tessereau. — Roy. — Delabarre, *d.* — Cordier. — Dop. — Hupier. — Fenaille. — Fontès (14). — Roujon. — Vasseur. — Montanier.

1. Médecin de l'hôpital Trousseau, secrétaire perpétuel de l'Académie de Médecine.
2. Professeur et doyen de l'ancienne Faculté.
3. L'auteur de la formule des pilules mercurielles dites de Sédillot.
4. Grand-père maternel du Dʳ Richelot.
5. Docteur régent et professeur de l'ancienne Faculté. Il ne fit que signaler un instrument de mise à mort, mais ne l'inventa pas, comme on l'a cru longtemps : a contribué à propager la vaccine.
6. Gynécologiste, un des propagateurs de la vaccine.
7. A fait pendant huit ans les deux services en même temps.
8. Continuait son service étant médecin des hôpitaux.
9. Un des fondateurs et le premier président de la Société; d'abord chirurgien, puis médecin des Bureaux de bienfaisance.
10. Père de M. le Dʳ Richelot, A. F., A. M., C. H., traducteur d'Astley Cooper et de J. Hunter; fondateur de l'*Union Médicale.*
11. Hygiéniste et médecin légiste.
12. Auparavant dans le XIIᵉ arrondissement.
13. Le célèbre oculiste.
14. Un des fondateurs et le premier secrétaire général de la Société.

Vᵉ arrondissement.

Limites : les boulevards extérieurs entre le faubourg Saint-Denis et le faubourg du Temple, la rue du Faubourg-du-Temple, la place de la République, le boulevard Saint-Martin, le boulevard Saint-Denis, les rues Saint-Denis, de la Grande-Truanderie, Montorgueil, des Petits-Carreaux, Poissonnière, le boulevard Bonne-Nouvelle et rue du faubourg Saint-Denis.

Pas de documents avant 1809; néant de 1810 à 1816 et de 1820 à 1823.

Lesvignes (1). — Fabré, *ch*. — Prouteau. — Martin. — Gorre. — Lacour, *ch*. — Mercadier. — Laborie. — Pujolle, *ch*. — Morillon. — Mabille, *sup*. — Baumé. — Mellier, *sup*. — Troncin. — Leger. — Leger, *sup*. — Saint-Martin, *sup*. — Maury. — Scellier. — Gibert, *sup*., A. F., A. M., M. H. — Bréon. — Grézely. — Tanchou. — Rocques. — Parent. — Carré. — Croserio. — Serré. — Cottereau, A.F. — Dubois de Versailles, *d*. — Guillon. — Maurial-Griffoul. — Jeannin. — Ollinet. — Truchon. — Bompart. — Cocteau. — Pertus. — Pichon. — Pinel. — Talon. — Bauche. — Bossion. — Durnerin. — Pailloux. — Puche (2). — Raffin. — Terrier. — Sterlin. — Bazin (3). — Blazy. — Gory, *d*. — Jabin. — Moreau. — Nicot. — Vignal. — Beaude. — Roger. — Renaut. — Archambaut. — Patin. — Ramaugé. — Lalanne. — Beaugrand. — Henry. — Roger. — Rogier. — Stanski. — Pointis. — Patouillet. — Duplay, M. H. (4). — Aubert-Roche (5). — Manget. — Blandet. — Nonat, *d*. — Pégot Ogier. — Blanchet. — Boyer. — Labarraque (6). — Thibault. — Grammaire. — Héricé-Legros. — Lebreton, *sup*. — Milcent, *sup*. — Lefèvre, *sup*. — Hulot. — Deslauriers.

VIᵉ arrondissement.

Limites : boulevards Saint-Denis, Saint-Martin, place de la République, rue du faubourg du Temple, boulevards extérieurs jusqu'à la rue Oberkampf, rue Oberkampf, rues des Filles-du-Calvaire, de Bretagne, du Temple, Chapon, Saint-Martin, rue de Rivoli, rue Saint-Denis jusqu'au boulevard Saint-Denis.

Pas de documents avant 1809; néant de 1810 à 1817 et de 1817 à 1823.

Fourcadelle. — Louyer de Villermay, oncle, A. M. — Dubertrand, *ch*. — Bobillier, *ch*. — Enguchard. — Pujos. — Roy, *ch*. — Didier, *ch*. — Mailhol. — Laborie. — Bousquet, *ch*. — Mouillet, *ch*. — Defrasne (7). — Dupont-Delamotte (8). — Boulay, *ch*.

1. Médecin des Incurables, à cette époque dans le faubourg St-Martin.
2. Médecin de l'hôpital du Midi.
3. Médecin de l'hôpital Saint-Louis.
4. Père de M. le professeur Duplay.
5. Fondateur de l'*Union Médicale* avec Richelot; médecin en chef du percement de l'isthme de Suez.
6. Fils du chimiste, membre de l'Académie, qui a donné son nom à une solution antiseptique.
7. Médecin de l'Hôtel-Dieu en même temps.
8. Faisait le service dans le IIIᵉ arrondissement concurremment.

— Bellot. — Collineau. — Madoret. — Chamant. — Fourrier-Duportail. — Doisnet, ch. — Mercier. — Hureau — Brugière.— Lalourcey. — Levéville. — Voisenet. — Anquetin, adj. — Barbié du Bocage, adj. — Bourgoin, adj. — Bourgeois, adj. — Collomb. — Gendron. — Clairin des Lauriers. — Carpentier. — Péronneaux. — Van der Linden — Gérente, d. —, Berthelot (1). — Bertrand. — Dessert. — Grosjean. — Martel. — Lebreton. — Joli. — Chénier. — Lemaitre. — Labbé-Dumesnil. — Lozés. — Lecou. — Defert. — Lagasquie. — Pagueguy. — Rey. — Bertot. — Dondaine. — Escoffier. — Costa. — Charpentier, d. — Benet. — Brossard. — Ledeschault. — Dreyfus. — Delthil. — Lerna. — Nicot. — Plasse. — Petit. — Rochette. — Massias. — Rollet. — Tourly. — Portalès. — Champeaux. — Béclère (2). —, Cornay. — Grange. — Simonet (3). — Rouveure. — Bouygnes.

VIIᵉ arrondissement.

Limites : la Seine du Pont d'Arcole au Châtelet, le boulevard Sébastopol, les rues de Rivoli, Saint-Martin, Chapon, du Temple, de Bretagne, Vieille-du-Temple, des Francs-Bourgeois, de Sévigné, de Rivoli jusqu'à la place de l'Hôtel-de-Ville.

Documents nuls avant 1809 : de 1811 à 1817, néant.

Chabanneau. — Chrétien Lalanne. — Chrétien. — Noury, ch. — Asselin (4). — Guersent (5). — Tillard, ch. — Lulier. — De la Montagne. — Dufour. — Jacquemin. — Nacquart. — Bayet, ch. — Audibert, ch. — Chapotin. — Burdin. — Marjolin, P. F., A. M., C. H. (6). — Lejumeau de Kergaradec, A. F., A. M. (7). — Dornier. — Lefèvre. — Labrunie. — Michelin. — Olivier. — Sanson, adj. — Gauthier. — Nidart. — Potain (8). — Vassal. — Jolly. — Vinchon. — Durocher. — Berthier. — Després. — Andry, M. H., m. c. (9). — Cahen Moyse. — Delens, A. F., A. M. (10). — Devillers. — Duparcque. — Hernu, père. — Manseau. — Paris. — Pâtissier, A. M. — Delafolie. — Sirdey. — Dutaret. — Hernu, fils. — Sanson, P. F., A. M., C. H. — Cordier. — Dance, A. F. P. — Huron. — Lambert. — Morel. — Raulin. — Barneton. — Gœury-Duvivier. — Picaud. — Lembert, jeune (11). — Hoffmann. — Leroux. — Mavré. — Cazalis. — Villemin. — Gratiot. — Bertrand. —

1. Père de notre grand chimiste.
2. Père de M. le Dʳ Béclère, médecin de l'hôpital Saint-Antoine, hodie vivens.
3. Médecin de l'hôpital du Midi.
4. Médecin de l'Hôtel-Dieu en même temps.
5. Médecin de l'hôpital des Enfants.
6. Son fils a été chirurgien de Sainte-Eugénie.
7. Connu pour l'application du stéthoscope à l'obstétrique.
8. Il ne m'a pas été possible de savoir s'il y avait un lien de parenté entre le Pʳ Potain et ce médecin.
9. Docteur régent de l'ancienne Faculté, médecin consultant de Napoléon, un des plus zélés propagateurs de la vaccine.
10. Inspecteur général de l'Université, continuait à soigner les pauvres; grand-père de M. le Dʳ Delens, A. F., C. H.
11. C'est à son frère qu'est dû un procédé de suture intestinale.

Frère. — Legros. — Rigaud. — Rouanet (1). — Trèves. — Bianchi, d. — Bergües. — Harivel. — Baget. — Chapuis. — Chayet. — Duringe. — Maillard. — Passet. — Pirard. — Vialene. — Perrin. — Clément. — Suasso. — Vasseur. — Féulard. — Normand. — Rombeau. — Gesson. — Escalier. — Kerloch. — Alix. — Firmin. — Fraignaud. — Debarme. — De la Tranchade.

VIII° arrondissement.

Limites : les boulevards extérieurs depuis la rue Oberkampf jusqu'à la Seine, le canal Saint-Martin, les rues Saint-Antoine, de Sévigné, des Francs-Bourgeois, Vieille-du-Temple, des Filles-du-Calvaire, Oberkampf.

Documents pour deux sections depuis l'an II ; pour tout l'arrondissement depuis 1813.

Baldajoue. — De Wenzel, oc., A. M. (2). — Darrié. — Bayard. — Naudin. — Hurel, ch. — Duval. — Larquèze. — Bézard. — Dubois, ch. — Milon Redmeyer. — Cazenave, père. — Lapéreuse, ch. — Baraignes, ch. — Burdin. — Braun. — Delatour, ch. — Bélivier, ch. (3). — Leseur. — De Mercy (le chevalier). — Raikem. — Dastugues. — Le Bel. — Guesdon. — Vallerand de la Fosse. — Leseur (G.). — Augouard père. — Paillet. — Aupépin. — Grignon. — Perrier. — Joliet. — Dubois. — Belhomme. — Bellomet. — Brousse. — Deslandes. — Gillet de Grandmont. — Lacaze. — Meurdrault. — Sorbier. — Vasseur. — Cazenave, fils (4). — Dufort. — Lappe. — Paparel de Boran. — Tibord. — Berton. — Dangla. — Ferrand. — Gaide. — Lemaire. — Mirambeau (5). — Patrix. — Rivière. — De Caighou (bégaiement). — Delachanterie, oc. — Bérard. — Raynaud, oncle. — Bouillet. — Lacroze (6). — Pain. — Blandet, sup. — Dubois. — Mazet. — Noiret. — Cambernon. — Gogot. — Frémineau, père. — Géry. — Lamesus. — Maubec. — Laurens. — Mauruc. — Piégu. — Grenat. — Hutan. — Debouis. — Duval, d., A. M. (7). — Pioline, d. — Malingre. — Portier. — Roussin. — Rota. — Berthon. — Denouh. — Cèlières. — Augouard, fils. — Dusseris. — Ferrand. — Frémineau, fils. — Raynaud, neveu.

IX° arrondissement.

Limites : la Seine depuis le canal Saint-Martin jusqu'au boulevard du Palais, le boulevard du Palais, la Seine, la place de l'Hôtel-de-Ville, les rues de Rivoli, Saint-Antoine, le canal Saint-Martin jusqu'à la Seine.

Pas de documents avant 1809 ; de 1811 à 1815, néant ; de 1818 à 1823, néant.

Delatour. — Mallet. — Cathelot, ch. — Thierry, père, ch. —

1. Connu par ses travaux sur les bruits du cœur.
2. Docteur régent de l'ancienne Faculté.
3. Médecin des Quinze-Vingts.
4. Agrégé de la Faculté, médecin de l'hôpital Saint-Louis.
5. Chirurg. des Quinze-Vingts, des Gobelins et des Jeunes-Aveugles.
6. Chirurgien des Quinze-Vingts.
7. Membre de l'ancienne Académie de Chirurgie.

Fabre. — Chailly. — Gélède, *ch.* — Mathivet, *ch.* — Vignardonne, *ch.* — Loiseleur-Deslongchamps, A. M. (1). — Desplaces, *ch.* — Potain, *ch.* — Royer-Collard, P. P., A. M. (2). — Arrachart. — Fautrel (3). — Delaborde, ac. — Parent-Duchâtelet, A. F., A. M., M. H. (4). — Lazare. — Mondat. — Rienbault, oncle, *ch.* — Chailly. — Choquet. — Pelletan, fils, *ch.* — Pelletan, père (le chevalier), P. F., A. S., A. M., C. H. (5). — Arvers, A. F. — Boullard. — Dubois. — Girot. — Gremilly. — Laroche. — Prout. — Vieil. — Raulin. — Londe, A. M. — Montazeau. — Tallard. — Badel. — Beaux. — Charpentier (6). — Deville. — Marceau. — Bessières. — Hatin. — Jodin. — Adet de Roseville. — Morain. — Thierry fils. — Guyétant. — Rogier. — Boissié. — Bourjot-Saint-Hilaire. — Chesneau. — Treuille. — Lemichel. — Puel. — Rienbault, neveu. — Vinchon. — Massié, d. — Suquet. — Périburguet. — Boitel. — Bertherand. — Ricard de Morgny. — Stewart. — Jouenne. — Garoin. — Dubrueil. — Râole (7). — Girault. — Morétin.

X° arrondissement.

Limites : la Seine depuis le boulevard de Grenelle jusqu'à la rue Dauphine, les rues Dauphine, de l'Ancienne-Comédie, le boulevard Saint-Germain, les rues du Four, du Cherche-Midi, du Regard, de Vaugirard, les boulevards extérieurs jusqu'à la Seine.

Documents nuls avant 1809 ; de 1810 à 1824, néant.

Brunet. — Gautier de Claubry, A. F., A. M. (8). — Duelle, *ch.* — Trappe, *ch.* (9) — Ménuret. — Beauchêne. — Marquais. — Auvity, père (le chevalier), A. M. (10). — Chappon. — Jadelot (11). — Evrat, A. M. (12). — Menu Saint-Ursin. — Maygrier, A. M. (13). — Brillouet. — Pillot, *ch.* — Pelletier. — Baucher. — Hervez de Chegoin, A. F., A. M., M. H. (14). — Bergeron (15). — Bichebois.

1. A essayé, sous le premier Empire, de remplacer certains médicaments exotiques par des plantes indigènes, en raison de la difficulté qu'on avait de se les procurer.
2. Médecin de l'asile de Charenton ; était le frère du philosophe. Son fils a occupé la chaire d'hygiène de la Faculté, entre Desgenettes et Bouchardat.
3. Surveillant le traitement de la teigne par la méthode Mahon au bureau central.
4. Connu pour son ouvrage sur la prostitution.
5. Avait néanmoins un service d'indigents.
6. Père de l'agrégé.
7. Il m'a été impossible d'établir s'il s'agit du médecin des hôpitaux, auteur du *Traité de diagnostic*, ou de son frère, également médecin, tous deux ayant habité à la même époque la même rue et la même maison.
8. Chirurgien de l'Ecole Polytechnique.
9. Avait aussi un service dans le XII°.
10. Chirurgien de la Maternité.
11. Médecin de l'hôpital des Enfants, a fait près de dix ans les deux services.
12. Accoucheur de la duchesse d'Orléans.
13. Grand-père de l'accoucheur de la Charité.
14. Chirurgien de l'infirmerie Marie-Thérèse.
15. Père de Bergeron, A. M., M. H., qui a été médecin du Bureau de bienfaisance du III° arrondissement.

— Bonnie, père. — Bardenat, adj. — Bonnie, fils, adj. — Bousquet. — Boyveau, adj. — Brunet. — Chantourelle, A. M. — Chaslin. — Delpech (1). — Demours, oc., A. M. (2). — Doussin-Dubreuil. — Duplan. — Dupuis, adj. — Forsse. — Martin. — Masson, adj. — Moreau. — Moulin, adj. — Pain. — Paris. — Pasteur. — Paulin. — Piron. — Ratheau. — Réveillé-Parise, A. M. — Sorlin. — Vignardeau. — Villeneuve. — Regnart-Bruno, d. — Gobert. — Vallée. — Baudelocque, C. A., A. M., A. F., M. H. (3). — Bourgeois. — Poumiès de la Siboutie. — Michallet, adj. — Paulin, adj. — Moreau, adj. — Augé, adj. — Comte, adj. — Marquand, adj. — Poirson, adj. A. M. — Flandin. — Guibert. — Boireau, adj. — Borda. — Cabanellas-Magnan, adj. — D'Héré. — Troussel. — Joubert. — Bataille — Bousson. — Frémaux. — Garon. — Guichard. — Guindet — Smith. — Gérardin. — Legrand. — Périn. — Adorne-Tscharner. — Gillette, M. H. (4). — Fournier. — Allibert. — Grenier. — Raimond. — Thevenod. — Sarret. — Scott. — Bouchut, A. F., M. H. — Bezançon. — Destrem. — Peschier. — Bertrand-Saint-Germain. — Goujon. — Levaillant. — Coursserant. — Gouey. — De Sandouville. — Fodéré. — Noël. — Faivre. — Bossu (5). — Bader. — Clairin. — Dumoulin. — Durand. — Labric, fils, M. H. — Saurel. — Cintrat. — Le Ménant des Chesnais. — Faure.

XIe arrondissement.

Limites : la Seine depuis les rues Dauphine, la Cité (partie appartenant au premier arrondissement), le quai Saint-Michel, les rues Saint-Jacques, Royer-Collard, le boulevard Saint-Michel, la rue Denfert, le boulevard Raspail, la rue Campagne-Première, les boulevards extérieurs jusqu'à la rue de Vaugirard, les rues de Vaugirard, du Regard, du Cherche-Midi, du Four, de l'Ancienne-Comédie et Dauphine.

Documents an III, an IV, de 1807 à 1811 ; néant de 1812 à 1824.
Robin. — Careau. — Petit. — Portal, P. C. F., P. Mu., A. S., A. M. (6). — Lassus, P. F., A. S. (7). — Theuraux. — Coquereau. — Leys. — Balthazard. — Joubert. — Bourru (8). — Juglar. — Dejussieu (9). — Chausaud, ch. — Mouton, ch. — Marinier (10). — Burard. — Seignouret. — Mongenot, M. H. (11) — Chardel. — Guéneau. — Petit. — Hallé (le chevalier), P. F., A. S. (11). —

1. Père de Delpech, A. F., A. M., M. H.
2. Membre de l'ancienne Académie des Sciences, fils du célèbre oculiste, lui-même oculiste de Louis XVI.
3. Fils d'un cousin germain de l'illustre Baudelocque, a été médecin de l'Hôpital des Enfants.
4. Père du chirurgien des hôpitaux, mort il y a quelques années.
5. Médecin de l'infirmerie Marie-Thérèse.
6. Premier président et président perpétuel de l'Académie de Médecine ; créé chevalier et baron par Napoléon.
7. Chirurgien des filles de Louis XV ; assista Pelletan lors de l'autopsie du « petit Capet » ; chirurgien consultant de Napoléon.
8. Docteur régent de l'ancienne Faculté.
9. Docteur régent de l'ancienne Faculté.
10. Docteur régent de l'ancienne Faculté.
11. En même temps médecin des pauvres à domicile.

Gobert. — Bourdat. — Collinet. — Guilbert. — Afforty. — Barras. — Delmont, d. — Dessaignes. — Dufresnoy. — Foucart, père. — Labric, père. — Pelletan, père (le chevalier), P. F., A. S., A. M., C. H. (1). — Pelletan (G.), fils. — Pavet de Courteille, A. F., A. M., M. H. — Reydelet. — Tacheron. — Juglar. — Hervez de Chegoin, A. F., A. M., M. H. (2). — Pélis. — Grimaud. — Daumain. — Gellé. — Pouget. — Rossi, d. — Planté de Mangelle. — Billard, d. — Gasnault. — Lenormand. — Menière, A. P. (3). — Morand. — West. — Barbette. — Hénelle. — Montault. — Sichel, oc. (4). — Hutin. — Vidal. — Foucart, fils. — Nicolas. — Haraque. — Huard. — Cattois. — Bell (5). — Huard. — Duchesne. — Régnier. — Dumas. — Séguin. — Vasseur. — Videcoq. — Petit. — Dequevauvillers. — Fournier. — Lemoine. — Astruc, d. — Machelard. — Tulasne (6). — Belin. — Gauneau. — Salacroux. — Allaire. — Empis, A. F., A. M., M. H. (7). — Gérardin. — Servain. — Jacquart. — Monceaux. — Violet. — Martin (Ch.)

XIIe arrondissement.

Limites : la Seine depuis la rue Saint-Jacques jusqu'au pont de Bercy, les boulevards extérieurs jusqu'à la rue Campagne-Première, les boulevards du Montparnasse, Saint-Michel, les rues Royer-Collard, Saint-Jacques jusqu'à la Seine.

Documents depuis 1793.

Philippe. — Marye, père. — Gérard, ac. — Chardel (8). — Cézerac. — Savary. — De Jaers. — Devilliers, oncle (9). — Devilliers, neveu, A. M. (10). — Gérardin, ch. — Lesfille. — Millet. — Lafon (11). — De Jussieu, P. Mu., P. F., A.S., A.M — Mithais. — Gault. — Lemoussu. — Trappe (12). — Collinet, fils. — Guerbois, A. M., C. H. (13). — Lallement, P. F., A. M., C. H. — Leroy. —

1. Voir au IXe arrondissement. L'anecdote de Pelletan et du cœur du Dauphin est trop connue pour la raconter ici. Pelletan faisait cadrer son service des pauvres avec tous ses titres.
2. Chirurgien de l'Infirmerie Marie-Thérèse.
3. Fut chargé par Louis-Philippe d'aller constater la grossesse de la duchesse de Berry ; a décrit le premier le vertige ab aure; soignait les pauvres, tout en étant agrégé.
4. Le célèbre oculiste et le fondateur de la clinique ophtalmologique à Paris.
5. A été depuis Bibliothécaire adjoint de la Faculté de Médecine.
6. C'est à son frère, et non à lui, que l'on doit les travaux sur l'ergot des graminées.
7. Etait chef de clinique en même temps que médecin du Bureau de bienfaisance.
8. Médecin de l'Ecole Polytechnique.
9. Membre de l'ancienne Académie de Chirurgie.
10. Faisait en même temps son service des pauvres.
11. Médecin de l'hospice des Orphelins.
12. Avait aussi un service dans le Xe arrondissement.
13. A fait le service pendant près de trente ans, et aussi celui des hôpitaux pendant plus de vingt ans en même temps.

Legallois, *ch.* (1). — Heurtaut, *ch.* — Chauveau. — Devio. — Pavet. — Sallé. — Guellié. — Rousset-Duchez, oncle. — Gillot. — Clarac-Faget — Juglar. — Esquirol, A. M. (2). — Rostan, P. F. A. M., M. H. — Baroilhet, père. — Cloquet (H.), A. F., A. M. (3). — Pinel (4). — Drogard. — Merlet. — Bouillaud, P. F., A. S., A. M., M. H. — Desouret (5). — Hauregard. — Rousset-Duchez, neveu. — Gilbert, A. M., C. H. — Salone. — Métivié. — Bourse. — Laraciñe. — Manec, C. H. (6). — Boutin de Beauregard. — Bois-duval. — Brisard. — Desmyttère. — Lemoine. — Marye, fils. — Boudard. — Cointet. — Leuret (7). — Moncla. — Pinel, fils. — Lemeunier. — Philippeaux. — Pinel-Granchamp. — Gau-bert. — Cazalis, M. H. — Baillarger, A. M. (8). — Baroilhet, fils. — Sainte-Colombe. — Perrot. — Gallet. — Chatowsky. — Després, C. H. (9). — De Wulf. — Petit. — Ruffec. — Ronsin. — Delestre, *d.* — Foissy. — Reboulleau. — Berthé. — Darem-berg, A. M. (10). — Defernex. — D'Heurle. — Poitier. — Rou-gon. — Czernikowski. — Ratier. — Martin de Gimard. — Vergne. — Vimont. — Crimotel. — Domerc. — Leroy. — Malet. — Allaire. — Besson. — De Bourousse de Lafforre. — Pagès-La-lanne. — Séguin. — Trélat, P. F., A. M., C. H. — Cabin Saint Marcel. — Allié. — Bastien. — Coffin. — Fernet (11). — Flévet. — Marconnet. — Laffont. — Philippeaux.

B. — Depuis 1860.

Nota. — Les numéros en *italique* placés devant les premiers noms indiquent les anciens arrondissements dans lesquels les médecins avaient leurs services. Ces services se trouvaient dans des portions de territoire incluses dans les nouvelles divisions de Paris. — Les noms en *italique* indiquent les médecins ayant un service à l'époque de cette publication.

Ier arrondissement.

Formé de portions de territoire des anciens Ier, IIe, IIIe, IVe, Ve et XIe.

4e Payen. — *2e* Coqueret. — *2e* Delmas. — *4e* Tessereau. — *4e* Bonvallet. — *1er* Gauthier. — *5e* Pégot-Ogier. — *4e* Fontès. — *5e* Barbette. — Féréol, A. M., M. H. — Donadieu. — *4* Bailly, A. F. — Daix — Second. — Labat. — Lechat. — Picard. — Dou-

1. Physiologiste, s'est spécialisé sur la moelle épinière; chirurgien de Bicêtre.
2. Aliéniste, médecin de la Salpêtrière.
3. Frère du baron Cloquet, anatomiste et naturaliste.
4. Fils de l'aliéniste; surveillant des aliénés à la Salpêtrière.
5. Médecin et littérateur.
6. Faisait en même temps les deux services.
7. Aliéniste, connu par ses travaux sur l'anatomie des centres nerveux, et sur la physiologie de l'estomac et du pancréas.
8. Aliéniste, médecin de la Salpêtrière.
9. Père de A. Després, A. F., C. H., qui a aussi été médecin du bureau de bienfaisance, je n'ai pu savoir dans quel arrondissement.
10. Bibliothécaire de l'Académie de Médecine.
11. Oncle de M. le Dr Fernet, A. F., A. M., M. H.

ville. — Collignon. — Rougeot. — Corlieu. — Duroziez (1).
Faliu. — Gérard. — Rochet. — Regnault. — Boissier. — Richard (Paul). — Golson. — Carpentier-Méricourt. — Richard (Er-
nest). — Réguier. — Bonnemaison. — Boudin. — Morrisse. —
Baldet. — Bonniot. — Thorel.

IIe arrondissement.

Formé de portions de territoire des anciens Ier, IIe, IIIe et Ve.

2e Janin. — 2e Ameuille. — 5e Thibault. — 3e Davasse. — 3e Mar-
tellière. — 5e Renaut. — Baroilhet. — Chapuis. — Delarue. —
Barnier. — Villaret. — Radou. — Lobligeois. — Landrieux, M. H.
— Legué. — Pascalis. — Nadaud. — Decaudin. — Naudet. —
Fournel. — Marx. — Sébillotte. — Frasey. — Castinel. — Champion.

IIIe arrondissement.

Formé de portions de territoire des anciens VIe, VIIe et VIIIe.

6e Collineau. — 6e Collomb. — 7e Labruhie. — 6e Escoffier. —
6e Petit. — 6e Rochette. — 6e Portalès. — 8e Perrin. — 8e Grenat. —
7e Chaillet. — 8e Hutah. — 8e Malingre. — 6e Béclère (2). — 6e Grange.
— 8e De Bourousse de Lafforre (3). — Filleau. — Lhuillier. —
Dupouy. — Champignand. — Guérard. — Belhomme. — Pentray.
— Roy. — Fayard. — Détrieux. — Chautemps (4). — Regeard. —
Rueff. — Magne. — Boyer. — Lavallée. — Courtin. — Reuflet.
— Saison. — Cahn. — Jarry. — Liandier. — Petit (H.). — Régnier.
— Planel. — Grenet. — Laborde. — Archambault. — Bonne-
maison. — Thil. — Viancin. — Dupuy (J.).

IVe arrondissement.

Formé par des portions des anciens VIe, VIIe, VIIIe et par le IXe
tout entier.

9e Hutin. — 9e Jodin. — 7e Suasso. — 7e Vasseur. — 7e Clément. — 7e Fraigniaud. — 9e Girault. — 7e Morétin. — Ballet. —
Tarnier, P. F., A. M., C. H. (5). — Henry Ossian (6). — Ré-
mond. — Giraudet. — Gombault, M. H. (7). — Moret. — Charpentier, A. F. — Molland, M. H. — De Soyre. — Mauvais. — Rey,
adj. — Messier. — Commenge. — Rech. — Tissier. — Rougon.
— Davesne. — Bergeron. — Désarnaulde. — D'Écherac. — Réau.
— Langronne. — Demontporcelet. — Déel. — Henszel. — Guyard.
— Cerviotti. — Soudée. — Mérijot. — Garnier. — Ayezou. — Vi-

1. Ancien chef de Clinique de la Faculté, connu par ses travaux sur
les maladies du cœur.
2. Père de M. le Dr Béclère, médecin des hôpitaux.
3. Médecin des Quinze-Vingts.
4. Ancien ministre des colonies.
5. A continué son service du Bureau de bienfaisance quelque
temps après avoir été nommé agrégé.
6. Fils du membre de l'A. M.
7. Médecin du Bureau de bienfaisance en même temps que du Bureau central.

gouroux. — Barbillion. — Alexandre. — Colson. — Laffitte. —
Blech. — *Malbec* (1). — Gerson. — Zibelin. — *Froger.* — *Carpentier.* — *Virey.* — Lautzenberg. — Archambault. — Pressat. —
Morin. — *Arrivé.* — *Audibert.* — Estrabaut, — *Papillon.* —
Wateau. — *Thibault.*

Vᵉ arrondissement.

Formé par une petite partie de l'ancien XIᵉ et de presque tout le
XIIᵉ, dans lequel avaient leur service les onze premiers médecins
dont les noms suivent :

Martin de Gimard. — Vimont. — Allaire. — Allié. — Coffin. — Fernet (2). — Besson. — Domerc. — Crimotel. — Leroy. —
Fiévet. — Chatillon. — Fabre. — Gauneau. — Porcher. — Prat-
Marca. — Monthus. — Jullien. — Galtier-Boissière. — Deleschamps. — Lejeune. — Salone. — Laugier. — Emanaud. —
Garran de Balzan. — Laguérie. — Brochin. — Barrault. — *Gervais*, As. Mu. (3). — *Deffaux.* — Lecoconnier. — Delisle (4). —
Roussy. — *Rollin.* — Plateau. — *Planès.* — *Mallet (H.).* — *Kortz.* —
Noir. — *Renault.* — Fauvel. — Darin. — Hurtaud. — *Demay.*
— *Pelisse.* — Marrel. — Meynier. — *Joly.* — *Javal.*

VIᵉ arrondissement.

Formé par une partie de l'ancien Xᵉ et presque tout le XIᵉ auquel
étaient attachés les onze premiers médecins ci-dessous :

11ᵉ Nicolas. — *11ᵉ* Dequevauvillers. — *11ᵉ* Videcoq. — *11ᵉ* Machelard. — *10ᵉ* Bezançon. — *10ᵉ* Coursserant. — *11ᵉ* Tulasne. —
11ᵉ Salacroux. — *11ᵉ* Jacquart. — *11ᵉ* Monceaux. — *11ᵉ* Martin
(Ch.) — Duval. — Couttin. — Dumoulin. — De Vauréal. — De
Smytter. — Ollivier, A. F., A. M., M. H. (5). — Saint-Macary. —
Baudot. — Gaye. — Pailliet. — Venet. — Herr. — Goin. —
Calvo. — Delbet. — Brocchi. — Cailletet. — Verrier (6). — De
Soyre (7). — Le Coin. — Hauregard. — Foucart. — Panien. —
Bermond. — Tranchant. — Dromain. — Reuss. — Vinache. —
Pruvost. — Callandreau. — *Guillier.* — Bernard. — Mouls.
— *Laffitte.* — *Martin (R.)* — Boüel. — Macquart-Moulin. —
Fournier de Lempdes. — *Gauja.* — *Regimbeau.* — *Chaumont.*
— *Dorizon.* — Manheimer-Gommès (8).

VIIᵉ arrondissement.

Formé par presque tout l'ancien Xᵉ auquel étaient attachés les dix
premiers médecins suivants :

Sarret. — Bezançon. — Fodéré. — Peschier. — Clairin. —

1. Ancien préparateur de physiologie à la Faculté.
2. Oncle du Dʳ Fernet, A. F., A, M., M. H.
3. Fils du professeur Gervais, du Muséum.
4. Préparateur du cours d'anthropologie au Muséum.
5. Etait à ce moment chef de Clinique.
6. Ancien prépar. du cours d'accouchement de la Faculté de Médecine.
7. A cette époque, chef de Clinique d'accouchement.
8. Ancien chef de Clinique de la Faculté. Chargé de cours libre à la
Faculté des lettres.

Bader.—Cottin,—Durand.—Dumoulin.—Le Menant des Chesnais.
— Passant. — Brogniard. — Mène. — Dujardin-Beaumetz,
A. M., M. H. (1). — Loiseau. — Hallé. — Hamon. — Duvernet.
— Watelet. — Audigé. — Depasse. — Bader. — Blet. — *Tolé-
dano.* — Tisné. — Boehler. — Le Roy. — *D'Aurelle de Paladines.*
— Meugy. — Cabanès. — Morin. — Martin (R.) — Allix. —
Willy. — Petit (Cl.). — *Chirié.* — Ripault. — Joly. — *Mercereau.*
— Mary. — *Dicquemare.* — Mme *Dautremer-Pariselle.* — *Weill.*
— Mlle *Schultz..* — *Bourdin.*

VIIIe arrondissement.

Constitué par une grande partie de l'ancien Ier auquel étaient attachés les six premiers médecins suivants :

Mézières. — Beauvais. — Gimelle, fils. — Raymond. — Ber-
gier. — Mouzard. — Jeancourt. — Siry. — Dal-Piaz. — Pier-
reson. — Linas, *adj.* — Picard. — Joly. — Diday (2). — Guyet. —
Thorens. — Paul Boncour (E.) — *Billon.* — Mérigot de Treigny.
— Challier de Grandchamps. — *Marquézy.* — Dufournier. —
Glover. — *Ehrhardt.* — Léopold Lévi. — *Peltier.* — Bertillon.
— *Boularan.* — Paul Boncour, (G.).

IXe arrondissement.

Constitué par une partie des Ier, IIe et IIIe anciens arrondissements.

1e Colon. — 2e Dufour. — 2e Lépine. — 2e Magnin. — 2e Mé-
nestrel. — 2e Renouard. — Piberet. — Coizeau (B.) — Dallais.
— Lanquetin. — Legrand. — Beaudouin. — Dufour. — Duhomme.
— Besnier. — Blondet. — Courtaux. — De Fédérowicz. —
Geneste. — Moulard. — De la Nièce. — *Laskine.* — *Main.* —
Frasey. — Lapointe. — *Poupon.* — Lautzenberg. — *Goizet.* —
Isidor.

X^e arrondissement.

Constitué par une partie des anciens IIIe et V^e arrondissements.

5e Bossion. — 5e Beaugrand (3). — 5e Patin. — 5e Patouillet. —
3e Jouanneau. — 5e Manget. — 5e Labarraque (4). — 5e Grammaire. — 5e Boyer. — 5e Héricé-Legros. — 3e Buot de L'Epine.
3e Fiaux — Gauchet. — Morpain. — Lempereur (5). — Boucart.
— Vaquez. — Coizeau (A.). — Caresme. — Hémey. — Pignol. —
Boivin. — Guilbert. — Poignet. — Landrin. — Masson. — Brul-
fert. — Gasselin. — Ballue. — Le Blond (6). — Lemoisne. — Goux.
— Pillenet. — Gillebert d'Hercourt. — Chabert. — Buisson. —

---

1. A continué quelque temps son service après avoir été nommé
médecin du Bureau central; s'honorait d'avoir été médecin du Bureau
de bienfaisance.
2. Neveu du syphiligraphe Diday (de Lyon).
3. 4. Voir à l'ancien V^e.
5. Bibliothécaire adjoint de l'Académie de Médecine.
6. Médecin de Saint-Lazare.

Gérard. — Fissiaux. — Piérin. — Rotillon. — Weisgerber. —
Bonnot. — Rœser. — Tripet. — Mathieu (A.). — Barbulée. —
Hennocque. — Charles. — Piole. — Leflaive. — Hischmann. —
Daniel. — Lazard. — Meusnier. — Triboulet (1), M. H. — Isidor.
— Ehrhardt. — Dutard. — Bernard. — Mathieu (F.). — Ungauer.
— Champion. — Bloch. — Archambault. — Legmann. — Vételet.
— Mercklen.

XIe arrondissement.

Constitué par des portions de territoire des anciens VIe et VIIIe.

8e Raynaud, oncle. — 8e Frémineau, père. — 8e Mauruc. —
8e Piégu. — 6e Champeaux. — 6e Cornay. — 8e Raynaud, neveu.
— 8e Roussin. — 8e Denouh. — 8e Célières. — 8e Angouard, fils.
— 8e Dusséris. — 8e Stobel. — Raffey. — Epron. — Frey. —
Richet. — Mouton. — Sergent. — Demeaux. — Aubry. —
Boillet. — Rey. — Guyot. — Perrin. — Erhase. — Puel. —
Leménager. — Humbert. — Rivals. — Montribot. — Malterre.
— Maugenest. — Lefebvre. — Kérédan. — Rit. — Nicot. —
Maur. — Trapenard. — Delineau. — Miquel. — Sabatié. —
Landois. — Thézel. — Laurent. — Montignac. — Tourangin des
Brissards. — Boussi. — Chevallereau (2). — Cornilleau. — Ver-
net. — Naudet. — Calmeau. — Pasteau. — Rogron. — Dubief.
— Drouet. — Bimsenstein. — Andrerey. — Chauveau. — Bloch.
— Lacombe. — Pascal. — Hervouet. — Dutart. — Daniel. —
Blind. — Bertrand. — Droubaix. — Recht. — Prieur. — Dubrueil.
— Cange. — Pottier. — Bourdier. — Dupuy (L.). — Giacometti.
Netter. — Fouré. — Robert.

XIIe arrondissement.

Constitué par une partie de l'ancien VIIIe et des communes annexées : Bel-Air, Picpus et Bercy.

8e Lacroze, père (3). — 8e Rota. — 8e De Bourousse de Lafforre (4).
— Belloli. — De Lanessan. — Ducondut. — Labourdette. — Daus-
sure. — Levan. — Leroux. — Morisson, père. — Gibert — Vignal.
— Mousteu. — Andrieu. — Lacroze, fils. — Raynaud. — Robin.
— Lemaguet. — Blanchon. — Naulin. — Valtier. — Jourjon. —
Morisson, fils. — Goin. — Couranjou, aux. — Bonnefoy. — Louis.
Mesny. — Dambax. — Dusséris, fils, aux. — Jobbé-Duval. —
Bloch. — Mallet. — Yvon. — Cornet. — Gourichon (L.). —
Petit (L.). — Petit (H.). — Zibelin. — Forestier. — Rescoussié.
— Gourichon (H). — Michaut. — Dubrueil. — Rolet. — Mon-
join. — Ballouhey. — Dauphin. — Fouqué. — Jay.

---

1. Fils de l'ancien médecin de l'hôpital Trousseau.
2. Oculiste de la Clinique nationale des Quinze-Vingts.
3. Chirurgien des Quinze-Vingts.
4. Médecin des Quinze-Vingts.

XIII⁰ arrondissement.

Formé d'une partie de l'ancien XII⁰ et des communes annexées : La Maison-Blanche et La Glacière.

12⁰ Bastien. — 12⁰ Marconnet. — 12⁰ Laffont. — Lejeune. — Gocheraud. — Joseph. — Sénéchal. — Gaye. — Mallet. — Humbert. — Mançais. — Michou. — Salone. — Maurel. — Bourienne. — Boulland. — Volland. — Deschamps.. — Ortet. — Bureaux. — Béraud. — Porchez. — Boyer. — Devillez. — Arnould. — Lafont. — Amanieu. — Lecoconnier. — Martin (G.) (1). — Izard. — Pruvost. — Paulier. — Franco. — Navarre. — Rives. — Du Périer. — Planteau. — Bourdet. — Cazeau. — Devoucoux. — Laurent. — Rescoussié. — Carret. — Pellegrin. — Vissaguet. — Langlois. — Gresset. — Laloy. — Dambiès. — Cornet. — Fichon. — Fabre. — Doucet. — Florain. — Huard. — Mallet (J.). — Morin. — Boudin. — Biard. — Baldet. — Peltier (Mⁿᵉ). — Villard. — Meynier. — Serré. — Froment. — Fachatte. — Housquin.

XIV⁰ arrondissement.

Formé d'une petite partie des XI⁰ et XII⁰ et des communes : Petit-Montrouge et Plaisance.

Jacques. — Gaillard. — Ponthier. — Pellarin (A.). — Broca. — Mettais. — Maublanc. — Soufflot. — Gay-Bellisle. — Benoist de la Grandière. — Rattier. — Demans. — Collin. — Gellée. — Lecoq. — Roubaud. — Jolyet. — Lowenhard. — Thelmier. — Pelissard. — Réau. — Saint-Paul. — Abadie. — Bénard. — Potel. — Duputel, aux. — Mirabel, aux. — Bruguière. — Leblanc. — Pertet. — Martel. — Bonne. — Lévy. — Lartigue. — Fèvre. — Ajello. — Piérin. — Blanchon. — Lacaille. — Macqret. — Coumétou. — Gény. — Pichon. — Barbillion. — Mouls. — Meurisse. — Dufour. — Lafourt. — Royer. — Forestier. — Besson (C.). — Marrel. — Besson (J.-B.).

XV⁰ arrondissement.

Formé d'une petite partie de l'ancien XI⁰ et des communes : Vaugirard et Plaisance.

11⁰ Cintrat. — Desquibes. — Leroux. — Fouques. — Pellieux. — Salés. — Peron. — Benoist. — Collin. — Gauran. — Leboucq. — De Grusse. — Régnier. — Huré. — Mignot-Danton. — Simon. — Tapie. — Chalvin. — Langlois. — Laisné. — Legrand. — Queyssac. — Ancelin. — Lamau. — Destrem. — Doury. — Marieux. — Lagelouze. — Jacquemart. — De Pradel. — Puech. — Viciat. — Dufour. — Fournioux. — Menne. — Acquérin. — Presle. — Pineau. — Chastanet. — Bourgeois. — Guillemin. — Ricapet.

XVI⁰ arrondissement.

Formé d'une partie de l'ancien I⁰ʳ et des communes : Auteuil et Passy.

1ᵉʳ Deschamps. — Frébault. — Guède. — Jarrin. — Marmottan (2).

1. Ancien sénateur, a défendu le principe du concours.
2. Maire du XVI⁰ arrondissement, ancien député de la Seine.

— Saurazeuih. — Spindler. — Pinel. — Bougarel. — Moreau. — Malhené. — Conan. — Thorel. — Chausit. — Sée. — Jirou. — Rafinesque. — Raoult. — Saint-Martin. — Marciguey. — Daprey. — Barbe. — Regnault. — Fagart. — Amat. — Dufour-nier. — Iscovesco. — Weil (G^{ve}). — Rochebois. — Lecointre. — Teisseire. — Saison.

XVIIe arrondissement.

Formé des communes : les Ternes et Batignolles.

Baldy. — Arnaud. — Boulay. — Plomb. — Piedfer. — Berthold. — Gasné. — Level. — Audiffret. — Andrey. — Moulin. — Baldou. — Mangin. — Lebeau. — Landur. — Tostain. — Testaud. — Séailles. — Masson. — Nérat. — Demay. — Fabre. — Mugnier. — Geneix. — Aubert. — Laffitte. — Charles. — Hautecœur. — Marty. — Benoit. — Fauvel. — Paul Boncour (G.). — Bonnemaison. — Jolly. — Mme Peltier. — Pottier. — Hurtaud. — Héron de Villefossse. — Estrabaut.

XVIIIe arrondissement.

Formé des communes : Montmartre et La Chapelle.

André. — Arnaud. — Aubusson. — Bigot. — Colon. — Loiseau. — Momigny (de). — Blavot. — Lecomte. — Créqui. — Hubert. — Kauffmann. — Monscourt. — Moser. — Payraud. — Maurel. — Collin. — Lefeuvre. — Hallu. — Delit. — Regnault. — Mallet — Guieysse. — Fourès. — Thill. — Leconte. — Gaube. — Badel. — Pau. — Prompt. — Saissey. — Vizeril. — Rubé. — Samson. — Andrieu. — Bach. — Savreux. — Lemaux. — Belliot. — Renault, M. H. — Gaspais. — Boh. — Briguet. — Bontemps. — Bannerot. — Dubroca. — Savoye (1). — Mook. — Doucet. — Fontaine. — Delatour de Lordes. — Dive. — Fabre. — Franckel. — Viard. — Josset. — Gouverné. — Willette. — Perrachon. — Savoye. — Gougelet. — Goureau. — Leflaive. — Burill. — Mars. — Journiac. — Petit. — Braine. — Soulié. — Saintu. — Tournier. — Robert. — Poupon. — Hamaide. — Glover. — Conil. — Gérard. — Bois. — Delarue. — Gaillard. — Collet. — Héron de Villefosse. — Rellay. — Labady. — Darin. — Cange. — Bonniot. — Thic. — Hauser. — Barrault. — Goizet. — Haury.

XIXe arrondissement.

Formé des communes : La Villette et Belleville.

Laloy. — Borie. — Chenet. — Courtois. — Liébaud. — Ferrand. — Gager. — Royer. — Texier. — Bayle. — Martin. — Jounia. — Savornin, père. — Savornin, fils. — Garnier. — Forestier. — Lavaux. — Piéplu. — Robiquet. — Latino. — Boucher. — Charvot. — Ducat. — Fauconnet. — Ruelle. — Pirion. — Moser. — Gauthier. — Pellat. — Salis. — Tarrius. — Gérard. — Gillet. —

1. A donné sa démission, puis s'est présenté au premier concours. Son nom se trouve deux fois dans cette liste.

Texier. — Bernheim. — *Golstein-Orval.* — Thoumas. — Andrerey.
— *Laurent.* — Barthès. — Huguenin. — *Lomier.* — Robert. —
Tarrius. — Boularan. — Morin. — Teisseire. — Monory. — *Callon.*
— *Lazard.* — Courdoux. — *Sangline.* — *Albert Weil.* — Bodin.
— Lebas. — Golesceano. — *Thébault.* — *Monjoin.* — *Labady.*
— Hauser. — *Delmont-Bebet.* — *Picard.* — *Narboni.* — *Bacaresse.*

XXe arrondissement.

Formé des communes : Ménilmontant et Charonne.

Albert. — Bodard. — Benoit. — Cathala. — Chaillery. —
Coyteau. — Métivier. — Le Bedel. — Pelassy 'des Fayolles. —
Batailhé. — Tailhardat. — Guillier. — Gillet. — Moullard. —
Guérard. — Bauchet. — D'Albignac. — Raynaud-Hulin. —
Gouyon. — Gauthier. — Desplats. — Janin. — Lessore. —
Chenet. — *Braunberger.* — Bilhaut. — Taquet. — Le Redot. —
Perrin-Cahon. — Biscarrat. — *Kinzelbach.* — Pilon. — Berthiot.
— Eymery. — *Brohon.* — Chenet. — Miguet. — Daumas. —
Coquard. — Outin. — Dupré. — Sénac. — Arduin. — *Delarue.*
— Bocquet. — *Dufestel.* — *Ertzbischoff.* — *Schrœder.* — Sulot.
— *Chauveau.* — *Wildermann.* — *Nogué.* — *Balland.* — *Cart.* —
Ballouhey. — Quéhen. — Euvrard. — *Laloy.* — *Faucillon.* —
Lehman. — *Carlet.*

Le Cinquantenaire de la Société Médicale des Bureaux de Bienfaisance de Paris.

Parmi les nombreux articles parus dans les presses médicale et politique à l'occasion du Cinquantenaire, nous tenons à reproduire *in extenso*, celui de M. J. Noir, ancien Président de la Société médicale des Bureaux de bienfaisance qui a très heureusement défini le rôle social du médecin du Bureau de bienfaisance.

« Au milieu des jubilés sans nombre et des inaugurations sans fin dont nous entendons parler chaque jour, cette solennité a dû paraître pour beaucoup ne pas devoir sortir de la banalité ordinaire; cependant la grande presse l'a signalée et son attention bienveillante s'est fixée sur les médecins des Bureaux de bienfaisance ; on s'est aperçu tout d'un coup de leurs services, ignorés de la plupart ; on s'est renseigné sur leur Société peu bruyante, puisqu'après un demi-siècle d'existence, l'administration de l'Assistance elle-même n'était pas documentée à son égard, et tout à coup l'on a découvert que cette association de modestes avait su se développer, proposer des réformes et, ce qui est mieux, les faire aboutir. A notre époque, où la vanité et la réclame personnelle tiennent une si large part dans la réputation, où le mérite a quelque peine à se produire sans bruit, les médecins des Bureaux de bienfaisance de Paris ont évolué sans tapage; ils ont mis un demi-siècle avant de s'affirmer, pareille modestie est rare. Le Cinquantenaire de leur Société mérite donc bien d'occuper un instant l'actualité, et d'être un peu plus qu'un simple fait divers.

« On aurait tort de croire que le corps des médecins des pauvres de Paris est absolument sans traditions et sans histoire. Inutile de remonter très haut et de dépasser le XIXᵉ siècle, pour remplir d'une longue et brillante liste de médecins illustres les pages de son livre d'or. Rappelons que Rostan, Bouillaud, Pelletan, Piorry, cliniciens dont il n'est guère permis d'ignorer les noms, se sont fait une gloire de compter dans leurs rangs; que les Esquirol, les Baillarger, les Leuret, parmi les aliénistes; les Baudelocque, les Maygrier, les Tarnier, parmi les accoucheurs, ont considéré comme un honneur d'assurer le service médical des pauvres ; que des professeurs du Muséum ou du Collège de France, membres de l'Institut, comme Portal, Lassus et le grand naturaliste, Antoine-Laurent de Jussieu ont fait de pressantes démarches pour conserver leurs fonctions de médecins de l'Assistance ; que Berthelot, le père de notre grand chimiste, Richelot, le père du distingué chirurgien de nos hôpitaux, n'ont cessé au même titre de donner leurs soins dévoués aux pauvres ; que, plus près de nous, Gallard, Empis, Molland et d'autres ont suivi ces nobles traditions. Le dévouement de ces grands médecins serait inconnu, tant il se manifesta modestement, si le distingué archiviste de notre Société médicale des Bureaux de bienfaisance, le Dʳ Yvon, n'avait fouillé dans les vieux documents dont il a la garde. Mais s'il lui a été possible de composer un livre d'or, il ne saurait, hélas! y joindre de martyrologue. Est-ce parce que les médecins des Bureaux de bienfaisance n'ont pas laissé de victimes, en parcourant leur longue et pénible carrière? Qui oserait le prétendre? Les victimes ont été nombreuses ; mais ceux qui sont morts à la tâche sont restés des bienfaiteurs anonymes de leurs semblables, ils se sont éteints sans bruit, emportant dans leur cœur la sublime récompense du devoir de solidarité sociale accompli, dédaigneux des hommages posthumes et des pompeux et froids monuments officiels.

« Quand, au cours d'une longue et pénible marche, le voyageur arrive à un point culminant, il s'arrête, prend un temps de repos et, jetant un regard en arrière, il contemple le chemin parcouru. Sa vue ne distingue plus la trace des premières et plus pénibles étapes, le souvenir s'en efface, car il ressent encore la fatigue du dernier effort accompli. Mais cet arrêt d'un instant lui a permis de reprendre courage, il voit qu'il approche du but et son énergie redouble quand, reprenant sa route, il considère l'espace qu'il lui reste à parcourir. Ainsi la Société des médecins des Bureaux de bienfaisance a cru qu'après cinquante ans de marche pénible, mais utile, il était temps pour elle de s'arrêter, de jeter un coup d'œil d'ensemble sur ses travaux passés, pour reprendre ensuite, avec confiance et fierté, sa marche lente, mais ferme et sûre, vers le but idéal qu'elle poursuit.

« Nous ne referons pas l'historique des Bureaux de bienfaisance ; notre secrétaire général, le Dr Billon, l'a brillamment exposé au cours de la séance du Cinquantenaire et nous ne voudrions pas affaiblir, par une analyse incomplète, la portée de son rapport, mais nous croyons intéressant et utile de montrer le but que nous avons poursuivi dans notre Société.

« Depuis de longues années, les médecins des Bureaux de bienfaisance ont réclamé leur nomination par concours. Ils l'ont obtenue en 1887, et depuis n'ont cessé de chercher à améliorer ce mode de sélection. En réclamant le concours, ils n'ont pas voulu créer une sorte d'aristocratie nouvelle dans le corps médical parisien auquel ils s'honorent d'appartenir. Non, ils ont toujours eu conscience que le diplôme de docteur leur suffisait comme garantie de savoir, que, pour bien remplir leur mission, ils n'avaient pas besoin de connaissances surhumaines, mais surtout de qualités morales. S'ils ont recherché le concours, s'ils ont voulu l'améliorer, c'est pour avoir l'indépendance et la dignité peu compatibles avec les autres modes de choix. Du reste, les concours chez eux se sont toujours loyalement accomplis ; jamais ils n'ont vu à leur propos naître de scandaleuses intrigues et se produire des protestations indignées. Il est vrai que le titre de médecin des Bureaux de bienfaisance n'assure ni brillante clientèle, ni notoriété scientifique et que, selon l'expression que nous avons été heureux de recueillir sur la bouche de M. Combes, président du Conseil des ministres, lorsque nous fûmes le prier de venir présider notre fête, on ne pourra accuser les médecins des pauvres de Paris de remplir leurs fonctions dans l'espoir d'un lucre quelconque.

« Une fois le concours obtenu et une fois assurée d'avoir un représentant au Conseil de surveillance de l'Assistance publique, après, en un mot, avoir garanti son recrutement et sauvegardé la dignité de ses membres, la Société médicale des Bureaux de bienfaisance a songé à travailler. Elle aurait pu, comme tant d'autres groupements médicaux, remplir les périodiques d'observations incomplètes, de travaux hâtifs, de découvertes illusoires ou d'expériences mal digérées. Elle aurait pu ainsi, à force de persévérance, mettre en vedette le nom de quelques-uns de ses membres. Mais le milieu pour cela aurait été mal choisi, notre Société n'avait rien d'une plate-forme à piédestal.

« Se rendant parfaitement compte que le médecin du Bureau de bienfaisance ne peut guère suivre minutieusement le cours des maladies, qu'on ne saurait le doter de laboratoires, le doubler d'un personnel suffisant d'auxiliaires, la Société n'a pas dirigé ses travaux vers les recherches cliniques. Certes, elle ne les a pas dédaignées et dans ses *Bulletins* les mémoires médicaux ne sont pas rares, mais elle a spontanément évolué vers une autre voie. Elle a pensé qu'elle pouvait être autrement plus utile, et son attention s'est fixée sur l'hygiène de la classe pauvre des grandes villes, sur les améliorations sans nombre à apporter dans le service médical des pauvres, sur la lutte contre le mal social de la misère qui, dans une incestueuse alliance avec l'alcoolisme et la tuberculose, a donné le jour à la plupart des plaies que le médecin des pauvres a la charge et le devoir de panser. Notre Société s'est encore particulièrement occupée des enfants nouveau-nés et de leur alimentation, des femmes en couches, etc. Nous nous garderons de citer ces travaux et leurs auteurs; la liste en serait trop longue, nous serions obligés d'en omettre et le choix des meilleurs serait pour nous trop embarrassant.

« La Société médicale des Bureaux de bienfaisance s'est donc plus particulièrement maintenue dans son rôle de centre d'études pour l'amélioration de l'hygiène et de la médecine pratique des malheureux. Son évolution insensible a suivi celle des idées philosophiques qui ont transformé l'Assistance. Jadis, oubliant peut-être un peu trop les maximes du Christ, on avait fait de la Bienfaisance une vertu : c'était la Charité. Trop souvent, elle se manifestait de façon mesquine, insuffisante et inutile. L'intention était toujours bonne, parfois un peu égoïste; le bienfaiteur comptait sur la récompense future et se rappelait de l'adage : Qui donne aux pauvres prête à Dieu. Le grand souffle de la Révolution s'éleva; balayant les nuages qui attristaient le ciel, il ouvrit aux hommes des horizons nouveaux. La Rochefoucauld-Liancourt proclama le devoir de l'Assistance, et, au xixᵉ siècle, ce devoir fut appliqué par une loi. Et ce ne sera pas une des moindres gloires de notre troisième République que d'avoir imposé en France la nécessité de l'Assistance, que d'avoir remplacé la vertu de Charité par le devoir social qu'on appelle la Solidarité humaine et à qui nous préférions voir conserver le nom de Fraternité.

« La Société médicale des Bureaux de bienfaisance s'est peu à peu pénétrée de cet esprit nouveau. Elle a eu conscience que si les grands anciens, dont nous nous sommes plu à donner les noms, avaient fait acte de charité et de bienfaisance, elle était devenue un instrument de solidarité, de fraternité, en un mot d'Assistance. Ses membres ne doivent pas remplir une vertu, mais accomplir un devoir envers autrui et nous ne croyons pas que moralement, ils en aient été diminués.

« A une époque où l'on parle toujours d'impuissance, de dégénérescence et de décadence, il est consolant de saluer ceux qui s'élèvent en évoluant. Nos lecteurs nous pardonneront d'être fier d'appartenir à cette Société dont la marche a été lente, prudente et modeste, mais toujours ascendante, vers un idéal de justice et de bonté. » *(Progrès médical.)*

Le Rédacteur en chef : Dᵣ Henri GOURICHON.

PARIS. — IMP. G. MAURIN, RUE DE RENNES, 71.

www.ingramcontent.com/pod-product-compliance
Lightning Source LLC
Chambersburg PA
CBHW070910210326
41521CB00010B/2129